AF300095

LEÇONS

SUR LES

KÉRATITES

PARIS. — IMPRIMERIE DE E. MARTINET, RUE MIGNON, 2

LEÇONS

SUR LES

KÉRATITES

PRÉCÉDÉES D'UNE ÉTUDE

SUR LA

CIRCULATION, L'INNERVATION ET LA NUTRITION DE L'ŒIL

ET DE L'EXPOSÉ DES DIVERS MOYENS

DE TRAITEMENT EMPLOYÉS CONTRE LES OPHTHALMIES EN GÉNÉRAL

PROFESSÉES

PAR

F. PANAS

Chirurgien de l'hôpital Lariboisière
Professeur agrégé à la Faculté de médecine de Paris
Chargé du cours complémentaire d'ophthalmologie
Membre de la Société de chirurgie, etc.

RÉDIGÉES ET PUBLIÉES

Par Hubert BUZOT

Interne des hôpitaux de Paris

REVUES PAR LE PROFESSEUR

AVEC FIGURE DANS LE TEXTE

PARIS

ADRIEN DELAHAYE ET Cie, LIBRAIRES-ÉDITEURS

PLACE DE L'ÉCOLE-DE-MÉDECINE

1876

Tous droits réservés.

LEÇONS

SUR LES

KÉRATITES

PREMIÈRE LEÇON

Considérations anatomiques. — Vaisseaux et nerfs de l'œil.

L'étude des affections des voies lacrymales a fait le sujet de nos conférences de l'année dernière. Cette année, nous nous occuperons des phlegmasies de l'œil, en commençant par celles de la cornée. Cette étude vous offrira, je pense, le plus grand intérêt. Les inflammations de la cornée sont en effet extrêmement fréquentes, et vous serez appelés chaque jour à les traiter. Mais, de plus, nous aurons à chaque instant l'occasion de constater les progrès que le microscope, la chimie, la physiologie expérimentale et l'usage de plus en plus répandu de l'ophthalmoscope dans la pratique ont fait faire de nos jours à l'ophthalmologie.

Avant de nous occuper de chacune des phlegmasies de la cornée, nous étudierons les inflammations de l'œil en général. L'exposé des notions que nous ont données, sur la circu-

1

lation et la nutrition de l'œil, les nombreux travaux publiés dans ces derniers temps, vous rendra plus facile et plus attrayante l'étude des différentes kératites.

L'examen le plus superficiel de l'œil permet de reconnaître que plusieurs tissus fort dissemblables entrent dans sa composition. Les uns ne contiennent pas un seul vaisseau ; les autres sont plus ou moins vasculaires. Dans le premier groupe doivent être placés la cornée, le cristallin, l'humeur aqueuse et d'autres tissus désignés sous le nom de membranes vitreuses, qui diffèrent des précédents par l'absence complète de texture. Telles sont la membrane de Demours ou de Descemet, la capsule cristalline, la lame dite élastique de la choroïde. Chez les vieillards, il arrive quelquefois que cette membrane est le siége d'une altération qui se caractérise par des excroissances verruqueuses. Cette lésion est tout à fait différente du travail de régression dont la cornée (gérontotoxon), le cristallin (cataracte) et l'humeur vitrée (synchysis simple) sont si souvent le siége.

Parmi les tissus vasculaires, les uns le sont à un faible degré, comme la sclérotique ; les autres, au contraire, tels que l'iris, la choroïde, les procès ciliaires, sont extrêmement riches en vaisseaux. Aussi sont-ils bien plus exposés que les précédents à devenir le siége de phlegmasies plus ou moins graves.

Le système vasculaire sanguin de l'œil peut être divisé en *antérieur* et en *postérieur*. Ce dernier, qui est le plus important, est représenté par l'artère ophthalmique, branche de la carotide interne, et par la veine ophthalmique, qui communique avec la veine jugulaire interne par l'intermédiaire du sinus caverneux.

Le système vasculaire antérieur, destiné surtout aux paupières et à la conjonctive bulbaire, provient des artères et des veines de la face, qui sont une dépendance de l'artère carotide externe et de la veine jugulaire externe.

Ces deux systèmes communiquent largement entre eux.

L'artère ophthalmique s'anastomose à plein canal avec l'artère faciale, et la veine ophthalmique se continue directement avec la veine angulaire et la veine faciale. De plus, le système vasculaire du côté droit communique avec celui du côté gauche.

Ces faits sont fertiles en conséquences pratiques. Si l'artère ophthalmique est oblitérée, le sang arrivera à l'œil par l'artère faciale et la nutrition de cet organe ne sera pas altérée. Dans les anévrysmes de l'artère ophthalmique, la ligature de l'artère carotide interne est une opération peu sûre; le sac anévrysmal continuera à recevoir le sang de l'artère faciale. La ligature de l'artère carotide primitive elle-même serait insuffisante à cause des nombreuses anastomoses qui font communiquer les vaisseaux des deux côtés.

La communication des veines faciale et ophthalmique permet de se rendre compte des accidents graves qui viennent quelquefois compliquer diverses affections inflammatoires de la face, telles que l'anthrax, le furoncle, l'érysipèle. Une phlébite peut se propager de la veine faciale à la veine ophthalmique et au sinus caverneux et déterminer une méningite ou une pyohémie mortelles.

Nous avons observé l'année dernière ces complications chez un malade atteint d'érysipèle de la face. Nous trouvâmes à l'autopsie une phlébite de la veine ophthalmique, un phlegmon de l'orbite avec induration du tissu cellulaire, compression du nerf optique, névrite descendante et atrophie papillaire. Dans le crâne, il y avait un décollement de la dure-mère et une collection purulente au niveau du rocher, qui était profondément altéré.

Enfin on sait qu'on a très-souvent recours, dans les inflammations profondes de l'œil, à l'application de ventouses Heurteloup ou de sangsues à la tempe. C'est encore dans cette même disposition du système vasculaire de l'œil que nous trouvons la raison des heureux effets de ce moyen de traitement.

Les nerfs sensitifs et trophiques de l'œil sont les seuls dont l'étude doive nous occuper. Ces nerfs ont une double origine : les uns sont fournis par le cordon cervical du grand sympathique, les autres par le nerf ophthalmique de Willis, branche du trijumeau. On sait que ce tronc, après avoir traversé le ganglion de Gasser, se divise en trois branches qui sont la branche ophthalmique de Willis, le maxillaire supérieur et le maxillaire inférieur. Le nerf ophthalmique, dès sa sortie du ganglion de Gasser, est accompagné par plusieurs filets sympathiques que ce ganglion a reçus du plexus carotidien. Il est permis d'en conclure que ce nerf doit posséder les propriétés des nerfs sensitifs purs et celles des nerfs ganglionnaires.

C'est le rameau nasal de l'ophthalmique qui fournit les nerfs du globe de l'œil. Les uns se rendent directement à cet organe, ce sont les nerfs *ciliaires directs*. Les autres ne l'atteignent qu'après avoir traversé le ganglion ophthalmique. On sait que ce ganglion, situé à la partie externe du nerf optique, reçoit trois racines : l'une, motrice, lui est fournie par l'oculo-moteur commun ; l'autre, végétative, vient du grand sympathique : le nerf nasal lui donne sa racine sensitive. L'iris est innervé à la fois par des nerfs directs et des nerfs émanant du ganglion ophthalmique. La cornée, pourvue, comme nous le dirons, d'une sensibilité spéciale, semble être innervée principalement par des filets venant de ce ganglion. Ajoutons que H. Müller a signalé le premier, dans l'épaisseur de la choroïde, la présence de cellules nerveuses qui s'y trouvent disséminées.

Les détails anatomiques qui précèdent nous expliquent comment il se fait que la sensibilité de la cornée puisse être altérée seule sous l'influence de certains états morbides ou de certaines substances toxiques, la sensibilité générale restant intacte. Claude Bernard a démontré que dans l'empoisonnement par l'oxyde de carbone, la cornée était la première à perdre sa sensibilité, alors que la conjonctive bulbaire la conservait encore. Par contre, dans la mort par anémie, ou consécutive à l'action de l'acide carbonique, la cornée est la dernière à perdre sa sensibilité. Il en est de même dans l'anesthésie par le chloroforme. Cette persistance habituelle de la sensibilité de la cornée a valu à cette dernière le nom d'*ultimum moriens.*

Les filets moteurs de l'iris sont fournis par le nerf moteur oculaire commun et traversent le ganglion ophthalmique avant de pénétrer dans l'intérieur de l'œil. De plus, l'iris reçoit des nerfs moteurs, qui lui viennent de la racine fournie au ganglion par le grand sympathique. La physiologie, aussi bien que la pathologie, nous enseignent que le premier préside à la constriction de la pupille et le second à sa dilatation.

Exceptionnellement, la lésion du moteur oculaire commun ne s'accompagne pas de changement dans les dimensions de la pupille, ce que Pourfour du Petit, qui a le premier signalé le fait, explique par une anomalie d'origine de la racine motrice du ganglion ophthalmique. Celle-ci proviendrait alors, non plus de l'oculo-moteur commun, mais du moteur oculaire externe. Adamück (1) admet que le filet moteur fourni par la troisième paire à l'iris provient d'un point isolé de la protubérance située plus en arrière que celui qui donne naissance aux autres filets radiculaires de ce nerf. Ce filet, au lieu de se confondre avec le tronc du moteur oculaire, peut exceptionnellement se jeter dans le nerf moteur oculaire externe, ou même dans le nerf nasal.

La part que le trijumeau et le grand sympathique prennent à l'innervation de l'œil permet de se rendre compte des troubles de la circulation, de la nutrition et des sécrétions de l'œil, consécutifs aux lésions de ces nerfs.

Le rôle qu'ils jouent dans les inflammations oculaires est considérable. Aussi il nous paraît nécessaire d'étudier avec soin la physiologie de chacun de ces nerfs et leur influence particulière sur la circulation et les sécrétions de l'appareil de la vision. La physiologie expérimentale ainsi que la clinique nous fourniront de nombreuses preuves de l'importance de leur action.

(1) Adamück, *Annales d'oculistique*, t. LXV, p. 78.

DEUXIÈME LEÇON

CONSIDÉRATIONS SUR LA PHYSIOLOGIE DES NERFS DE L'OEIL

De l'influence du grand sympathique sur la circulation et la nutrition de cet organe.

Les phénomènes congestifs et oculo-pupillaires observés par Pourfour du Petit, Dupuy d'Alfort et Brechet, comme conséquences de leurs expériences sur la portion cervicale du grand sympathique, n'ont trouvé leur explication réelle qu'après la découverte que fit Henle (1840) de fibres musculaires dans la texture des vaisseaux. Dès cette époque cet auteur formulait avec une grande précision la proposition suivante : « Le mouvement du sang dépend du cœur, mais sa répartition dépend des vaisseaux. » Vers le même temps, Stilling, guidé par de simples déductions, admettait des nerfs agissant sur la musculature des vaisseaux et était le premier à les désigner sous le nom de *nerfs vaso-moteurs*.

C'est à Claude Bernard et à Brown-Séquard qu'on doit les premières expériences fondamentales démontrant de la façon la plus irréfutable l'existence des nerfs vaso-moteurs. Ces expériences portent sur les effets produits sur l'appareil oculaire par la paralysie ou l'excitation du grand sympathique cervical. Aussi croyons-nous devoir les rappeler ici.

La section du cordon cervical du grand sympathique, et mieux l'arrachement de son ganglion supérieur déterminent :

1° Des phénomènes oculo-pupillaires, qui sont la constriction de la pupille, la rétraction du globe de l'œil par paralysie du muscle orbitraire de H. Müller, la diminution de l'ouverture palpébrale par suite de ce retrait du globe oculaire ;

2ᶜ Des phénomènes vasculaires du côté de l'œil et de la moitié correspondante de la tête, tels que dilatation des vaisseaux artériels, capillaires et veineux ; coloration rutilante du sang. De plus, il y a augmentation de la pression artérielle et de la température du côté opéré. La sensibilité est exagérée. Les propriétés des muscles et des nerfs, et les mouvements réflexes persistent plus longtemps. Enfin la rigidité cadavérique et la putréfaction surviennent moins rapidement.

De nombreuses expériences et des faits cliniques recueillis chez l'homme (plaies, tumeurs profondes du cou) sont venus confirmer ces résultats.

Tous ces phénomènes paralytiques ne sont pas permanents ; au bout de quelques semaines ils diminuent, puis disparaissent complétement. Les fibres du grand sympathique ont été suppléées dans leur action par d'autres vaso-moteurs qui ayant leur origine dans la protubérance, le bulbe et la partie supérieure de la moelle, accompagnent les troncs des nerfs crâniens et se distribuent aux vaisseaux. Lorsque le grand sympathique est intact, ces fibres n'ont qu'un rôle auxiliaire ; s'il a été détruit, leur influence sur les vaisseaux augmente peu à peu et devient bientôt telle qu'elle suffit à faire disparaître tous les phénomènes paralytiques.

Toutefois cette suppléance n'est pas aussi complète que pourrait le faire supposer le passage précédent que nous avons emprunté en partie à l'ouvrage de M. Vulpian sur les vaso-moteurs. Il est vrai que les troubles vasculaires disparaissent, mais les accidents oculo-pupillaires persistent jusqu'à la mort, et nous croyons avoir été le premier à le constater, ce dernier fait n'ayant jusqu'à présent été signalé par personne. Il nous a été démontré par l'observation (1) d'un malade atteint d'une tumeur cancéreuse du cou qui comprimait les nerfs profonds de cette région. La compression du grand sympathique se traduisait par tous les phénomènes de paralysie vaso-motrice que nous venons de décrire. Or, tous ces accidents disparurent, sauf l'atrésie pupillaire qui persista jusqu'à la mort.

Nous ne parlerons pas des connexions physiologiques des nerfs sympathiques oculaires avec les ganglions de la chaîne sympathique, ni avec les racines des nerfs spinaux et les centres médullaires, tout cela étant en dehors de notre sujet. Nous insisterons seulement sur l'influence qu'exercent d'autres nerfs sur les nerfs incitateurs de la musculature vasculaire.

Nous venons de voir que la section du sympathique cervical paralyse les vaisseaux. L'excitation des mêmes nerfs par l'électricité produit l'effet inverse, à savoir la constriction des vaisseaux. Le nom de *vaso-constricteurs* (Vulpian), leur convient donc parfaitement. Chose digne de remarque, la dilatation ou la constriction des vaisseaux sont sollicitées le plus souvent par voie réflexe. En voici des

(1) Panas, *Mémoire sur la compression de la partie cervicale et thoracique du nerf grand sympathique.* (*Mém. de la Société de chirurgie*, 1868.)

exemples que nous empruntons à l'ouvrage du professeur Vulpian.

Une main étant plongée dans l'eau froide, la température de l'autre main s'abaisse (Brown-Séquard et Tholozan).

Vient-on à exciter le bout central d'un nerf sensitif ou mixte? il se produit un resserrement de la plupart des vaisseaux du corps. La tension du sang augmente, ce qui se traduit par une élévation de la colonne d'un hémo-dynamomètre placé dans la carotide (Vulpian).

La congestion de l'oreille du lapin à la suite de l'excitation du bout central de l'auriculo-cervical est une action dilatatrice vasculaire réflexe (Snellen, Rouget).

L'expérimentation physiologique est venue nous apprendre qu'il existe des nerfs ganglionnaires dont l'action est diamétralement opposée. Lorsqu'on les excite, les vaisseaux soumis à leur influence se dilatent, et cela directement par une action centrifuge.

La connaissance de ces nerfs qu'on peut appeler vaso-dilatateurs (Vulpian) est due à Claude Bernard.

Ce physiologiste, en excitant la corde du tympan ou le bout périphérique du lingual, après sa réunion avec la corde du tympan, détermine l'hypersécrétion de la glande sous-maxillaire : les vaisseaux de cette glande se dilatent : le sang s'écoule de la veine rutilant et par jets saccadés comme d'une artère.

Si l'on électrise les filets sympathiques qui se rendent au ganglion nerveux sous-maxillaire, on a des effets diamétra-

____

(1) Vulpian, *Leçons sur l'appareil vaso-moteur*, etc., t. I. Paris, 1874.

lement opposés. La glande est anémiée; il y a diminution de la sécrétion.

Depuis la découverte de Claude Bernard, d'autres expérimentateurs ont été conduits à des résultats analogues sur diverses parties du corps. Claude Bernard a observé que la branche auriculo-temporale du trijumeau chez le chien exerce une action dilatatrice sur les vaisseaux de l'oreille. Vulpian a découvert récemment que l'excitation du bout périphérique du lingual amène une hyperémie notable de la langue. Eckhard a décrit sous le nom de *nervi erigentes* des nerfs provenant du plexus sacré, dont l'excitation amène l'érection. Celle-ci cesse par l'excitation du bout périphérique du nerf honteux interne.

Jusqu'ici, les physiologistes ne sont pas d'accord sur le mode d'action des nerfs vaso-dilatateurs. Leur influence doit probablement être considérée comme une action suspensive, une action d'arrêt sur les vaso-constricteurs.

Ce qui est certain, c'est que l'action hyperémiante de ces nerfs n'est pas intimement liée à leur action hypercrinique. Ainsi que Heidenhain l'a démontré, il suffit d'injecter chez un chien 10 centigrammes de sulfate d'atropine pour supprimer l'action sécrétante de la corde du tympan en respectant ses fonctions vaso-dilatatrices.

Claude Bernard a fait la remarque suivante : « La vascularisation qui se développe à la suite de la section des vaso-moteurs-constricteurs, et, selon nous, de l'excitation des vaso-dilatateurs, n'est pas une congestion inflammatoire. Elle peut durer un temps très-long sans qu'il se produise une véritable inflammation. Les parties deviennent seulement plus vulnérables par suite de la congestion permanente ; elles sont dans une sorte d'imminence morbide. »

Nous connaissons l'action des vaso-moteurs en général. Nous allons examiner ce que l'expérimentation physiologique nous a appris relativement à l'influence des nerfs sur la circulation et la nutrition de l'œil.

TROISIÈME LEÇON

Suite du rôle physiologique du grand sympathique. — Physiologie du trijumeau. — Effets de l'excitation de ce nerf.

De nombreuses expériences ont été faites par Adamück (1), par von Hippel et Grünhagen (2) dans le but de rechercher l'influence des différents nerfs de l'œil sur la tension intra-oculaire. Les effets obtenus par l'excitation du centre cilio-spinal, du grand sympathique et du trijumeau sont des plus importants. Nous nous occuperons d'abord du centre cilio-spinal et du grand sympathique.

Les expériences ont porté sur des animaux curarisés et soumis à la respiration artificielle.

L'excitation du centre cilio-spinal au niveau des deux dernières vertèbres cervicales a constamment donné une augmentation de la tension intra-oculaire constatée au moyen d'un manomètre placé dans l'œil. A l'ophthalmoscope on voyait que les artères étaient rétrécies. Les veines au contraire étaient dilatées et gorgées de sang. L'excitation du

(1) Adamück. *Annales d'oculistique*, 1867, t. LVIII, p. 5; 1868, t. LXI, p. 176; 1869, t. LXIII, p. 73 et 108; 1870, t. LXV, p. 77; 1872, t. LXIX, p. 286.

(2) Hippel et Grünhagen *Archiv für Ophthalmologie* et *Annales d'oculistique*, t. LXI, p. 174; t. LXII, p. 31; t. LXIII, p. 60 et 69; t. LXIV, p. 22.

cordon cervical du grand sympathique chez le chat a donné les mêmes résultats, savoir : augmentation rapide de la tension oculaire, diminution du calibre des artères, dilatation des veines. Si l'on vient à supprimer l'excitation, tous ces phénomènes disparaissent et la tension revient à son degré initial ; par contre, la section du grand sympathique cervical fait baisser la tension.

Von Hippel et Grünhagen ont constaté que l'excitation du cordon cervical sympathique ne produisait aucun effet chez le lapin, probablement par suite d'une disposition anatomique spéciale à cet animal. De plus l'excitation doit porter sur le cordon cervical lui-même et non point sur le ganglion supérieur du grand sympathique. L'excitation de ce ganglion a le même effet que la section du grand sympathique, c'est-à-dire une diminution de la pression intra-oculaire.

Adamück et von Hippel ont donné de ces phénomènes une interprétation différente.

Pour Adamück l'augmentation de la tension n'est nullement l'effet de l'exagération de la sécrétion intra-oculaire et de l'humeur aqueuse sous l'influence de l'excitation du grand sympathique. Elle est due à la gêne de la circulation veineuse. Les veines sont volumineuses et gorgées de sang. Cette stase résulte de l'étranglement que subissent ces vaisseaux dans leur trajet oblique à travers la sclérotique. Là en effet, se trouvent des fibres musculaires lisses qui se contractent par suite de l'excitation du grand sympathique et s'opposent au retour du sang. Du reste, il suffit de lier les veines pour provoquer l'augmentation de la tension intra-oculaire. Celle-ci résulte donc de la gêne de la circulation veineuse. C'est ce

qui a lieu dans le glaucome chronique où les veines acquiè-
rent un volume énorme.

Von Hippel et Grünhagen ne partagent point cette opinion.
Pour eux l'augmentation de la tension dépend du muscle or-
bitaire de Müller dont les fibres se contractent lorsque le
grand sympathique est excité.

L'influence du trijumeau sur la tension intra-oculaire est
plus grande encore que celle du grand sympathique. L'excitation de la cinquième paire à sa sortie du crâne ou dans le
crâne détermine en effet une augmentation immédiate de la
tension intra-oculaire. L'œil se congestionne et devient dur
comme du marbre. L'augmentation de la tension est non-seulement plus rapide, mais encore plus intense et plus durable
qu'à la suite de l'excitation du grand-sympathique. La tension
artérielle s'élève aussi bien que la tension intra-oculaire, ainsi
que le prouve un manomètre placé dans le carotide. Ces deux
phénomènes sont du reste connexes et l'un est la conséquence
de l'autre.

Mais il est un fait sur lequel nous ne saurions trop appeler
l'attention. Lorsqu'on excite le cordon cervical sympathique
la tension oculaire ne s'élève que du côté opéré. Lorsqu'on
excite le trijumeau d'un seul côté, la tension intra-oculaire
est augmentée dans les *deux yeux*. Cette expérience nous
permet de comprendre le mécanisme des ophthalmies sympathiques. On sait que lorsqu'un œil est malade, qu'il soit
affecté de corps étrangers, d'irido-choroïdite, d'atrophie, etc.,
il n'est pas rare de voir l'autre œil resté sain pendant un
temps plus ou moins long devenir à son tour le siége de
phénomènes inflammatoires graves, tels que irido-cyclite,
rétinite, rétino-choroïdite, etc. C'est à cette désorganisation

d'un œil consécutivement aux lésions de l'œil de l'autre côté qu'on a donné le nom d'ophthalmie sympathique. Il est évident que ces accidents sont de même ordre que ceux qui se produisent à la suite de l'excitation du trijumeau. C'est par l'intermédiaire de ce nerf que les lésions retentissent d'un œil sur l'autre.

L'élévation de la tension intra-oculaire consécutive à l'excitation du trijumeau n'est influencée ni par la section du grand sympathique ni par l'atropinisation. Cette impuissance de l'atropine sur la tension a son importance. Elle démontre : 1° que les propriétés de la cinquième paire, à savoir son action vaso-dilatatrice et son action hypercrinique, sont indépendantes l'une de l'autre ; 2° que l'augmentation de la tension intra-oculaire n'est point due à l'hypersécrétion, puisque celle-ci est supprimée par l'atropine. Cette tension est donc due à l'action vaso-dilatatrice de la cinquième paire et à la gêne de la circulation en retour. C'est du reste la conclusion formulée par von Hippel.

On comprend combien il est important de savoir quelle est l'influence de l'iridectomie sur la tension intra-oculaire, cette opération constituant la partie capitale du traitement des affections qui s'accompagnent d'une exagération de cette tension. L'iridectomie n'a aucune efficacité lorsqu'elle est petite ; d'après les expériences de Grünhagen, elle ne diminue la tension qu'à la condition de s'étendre au quart de l'iris. Mais cet effet n'est que passager ; la tension et la congestion peuvent se reproduire ultérieurement.

Cette diminution de la pression intra-oculaire consécutive à l'iridectomie ne doit pas être attribuée à l'ablation de quelques filets iriens, car on peut sectionner tout le trijumeau sans que les effets de l'iridectomie se trouvent influencés. Huit ou quinze jours après la même section du trijumeau, la tension de l'œil iridectomisé et qui est privé des nerfs que lui fournit la cinquième paire reste au même point. Toute fois il n'en est ainsi que si l'on a eu le soin de préserver la cornée au moyen d'une suture des paupières, la destruction de cette membrane suffisant à produire une diminution considérable de la tension.

D'après les résultats qui précèdent, von Hippel et Grünhagen concluent à l'existence dans le trijumeau des fibres qui dilatent activement les vaisseaux, et que, suivant toute probabilité, le trijumeau remplit à l'égard de l'œil le rôle d'un nerf activant la transsudation ou la sécrétion.

Des expériences sur le trijumeau ont été faites par un de nos élèves les plus distingués, le docteur Bacchi (1). L'excitation des branches de ce nerf et du ganglion de Gasser chez des animaux non anesthésiés a été suivie d'une augmentation de la tension intra-oculaire avec resserrement, puis dilatation des vaisseaux rétiniens.

Mais nous voulons surtout appeler l'attention sur une expérience qu'il fit récemment (communication personnelle), et qui a pour effet d'établir que l'excitation de la branche ophthalmique de Willis n'agit sur la circulation intra-oculaire que par l'intermédiaire du grand sympathique. Voici cette expérience :

Un chien curarisé est soumis à la respiration artificielle. On lui extirpe le ganglion cervical inférieur, opération qui est immédiatement suivie d'un rétrécissement de la pupille.

____

(1) Bacchi, *Thèse inaugurale*, Paris, 1874. *Contribution à l'étude de l'étiologie de la scléro-choroïdite postérieure.*

Puis on pratique la section de la branche ophthalmique dans l'orbite entre deux ligatures, ce qui augmente encore le myosis. De l'atropine est instillée dans le but de voir le fond de l'œil; après quoi on excite l'un ou l'autre des deux bouts du nerf coupé. Nous citons, pour les résultats de cette expérience, le texte même de l'observation :

« Bien que le courant employé ait été assez fort, nous » n'avons constaté aucun trouble dans la circulation oculaire. » Pas de rougeur de la conjonctive; pas d'augmentation de » la pression intra-oculaire.

» Cette expérience, que nous avons répétée plusieurs fois, » est très-concluante. Elle démontre que l'influence du tri- » jumeau sur la circulation intra-oculaire s'exerce par l'in- » termédiaire du grand sympathique. Une fois ce dernier » nerf coupé, l'excitation de la branche ophthalmique du » trijumeau ne produit aucun changement dans le calibre » des vaisseaux.

» Il faut ajouter que nous avons excisé le ganglion cervical » assez haut pour détruire l'action possible des filets nerveux » qui remontent et entourent la carotide interne. »

Il est regrettable que le docteur Bacchi n'ait pas fait la même expérience sur le tronc du trijumeau ou sur le gan- glion de Gasser. Ses résultats aussi bien que ses conclusions eussent été plus étendus, en même temps que plus complets.

Quant aux autres nerfs de l'œil, leur influence sur la cir- culation et la tension intra-oculaire est nulle. On a expéri- menté sur l'oculo-moteur externe, l'oculo-moteur commun, le nerf sus-orbitaire et le ganglion ciliaire. Je dois dire ce- pendant que la contraction des muscles droits s'accompagne d'une légère élévation de la tension intra-oculaire. Mais cette élévation n'est que passagère et cesse aussitôt que disparaît la contraction musculaire. Ajoutons également que, d'après les expériences de von Hippel et Grünhagen, la fève de Calabar n'exerce aucune influence sur la tension intra-oculaire.

Nous venons de voir quelle était l'action des nerfs sur la tension de l'œil. Nous allons étudier maintenant le rôle que jouent ces mêmes nerfs dans la nutrition de cet organe. Ces deux phénomènes, nutrition et tension de l'œil, sont du reste intimement liés l'un à l'autre. Nous examinerons d'abord le rôle du grand sympathique, puis celui du trijumeau et des autres nerfs.

L'influence du grand sympathique sur la nutrition de l'œil est parfaitement connue depuis les recherches intéressantes de Sinitzin (1). Cet observateur a pratiqué diverses séries d'expériences, dans le but de rechercher cette influence.

Dans une première série, l'expérimentation a porté sur dix lapins auxquels on faisait subir l'arrachement du ganglion cervical supérieur et la section du cordon sympathique d'un côté. Puis, vingt-quatre heures après cette opération, on introduisait dans les deux cornées des fils de verre très-fins. Or, sur ces dix lapins, huit fois l'œil du côté opéré s'est montré réfractaire à l'action irritante du corps étranger, taudis que l'œil de l'autre côté était le siége d'accidents inflammatoires violents. Quant aux deux derniers lapins, l'inflammation s'est montrée dans les deux yeux; mais elle fut plus légère et eut des suites moins graves du côté opéré. On peut conclure de ces faits que la section du grand sympa-

---

(1) Sinitzin, *Thèse inaugurale de Moscou. Annales d'oculistique*, t. LXVII, p. 261-263. *De l'influence du nerf sympathique cervical sur la nutrition de l'œil:*

thique a sur l'inflammation une véritable action préservatrice.

Dans une autre série d'expériences, les corps étrangers ne furent introduits dans les yeux que dix à vingt-sept jours après la section du sympathique. Les effets de paralysie vaso-motrice consécutifs à cette opération avaient disparu. Le grand sympathique avait été suppléé dans son action par les filets nerveux dont nous avons déjà parlé, et qui ont leur origine dans la protubérance, le bulbe et la partie supérieure de la moelle. Aussi les deux yeux ne furent nullement préservés, et l'inflammation fut aussi vive dans l'un que dans l'autre.

La section du grand sympathique ne réussit pas seulement à préserver les yeux de l'inflammation. Elle modifie encore celle-ci alors qu'elle s'est développée. Dans six cas la section du grand sympathique ne fut pratiquée qu'après l'introduction des corps étrangers dans les cornées. L'inflammation se dissipa plus vite du côté opéré que du côté sain.

Dans six autres cas on fit en même temps l'ablation du ganglion cervical et la section du trijumeau d'un côté. Nous verrons plus loin qu'à la suite de la section de ce nerf, des troubles nutritifs graves se produisent du côté de la cornée, et que cette membrane ne tarde pas à s'ulcérer puis à se perforer. Or, dans ces six cas il n'y eut aucune lésion et l'œil du côté opéré resta aussi sain que l'autre.

Enfin, si un œil est déjà le siége d'une inflammation neuro-paralytique à la suite de la destruction du trijumeau, on provoque la disparition de cette inflammation ou tout au moins on l'empêche d'augmenter en sectionnant le grand sympathique.

L'auteur tire de ces expériences cette légitime conclusion, à savoir : « qu'il faut attribuer au nerf sympathique et au ganglion cervical supérieur des propriétés trophiques. »

QUATRIÈME LEÇON

SUITE DE LA PHYSIOLOGIE DE LA CINQUIÈME PAIRE.

Effets consécutifs à la section du trijumeau. — Propriétés trophiques de ce nerf. — Sensibilité spéciale de la cornée. — Influence de la cinquième paire sur les mouvements de l'iris. — Siége de la photophobie.

C'est surtout au trijumeau que revient la plus large part dans l'action si considérable des nerfs sur la nutrition de l'œil.

Magendie fut le premier à reconnaître cette influence de la cinquième paire. Ayant coupé le trijumeau dans le crâne il constata un ensemble d'accidents commençant par l'opacification de la cornée et aboutissant à la fonte purulente de l'œil. Il démontra que ces accidents étaient la conséquence de la section du trijumeau et les désigna sous le nom de troubles oculo-nutritifs.

L'étude de cette question fut reprise par Claude Bernard. Les belles expériences de cet éminent physiologiste nous ont donné des notions très-exactes sur l'influence de la cinquième paire sur la nutrition de l'œil.

Claude Bernard fait d'abord remarquer que le ganglion de

(1) Cl. Bernard, *Leçons sur la physiologie et la pathologie du systeme nerveux*. Paris, 1858, t. II, p. 48 et suiv.

Gasser, qui reçoit le tronc du trijumeau, n'appartient pas à la totalité de ce nerf, mais seulement à la branche ophthalmique de Willis, au nerf maxillaire supérieur et à la portion sensitive du maxillaire inférieur. Ce premier fait ayant été bien établi, il a exposé les observations suivantes :

1° La section du trijumeau entre la protubérance et le ganglion de Gasser est très-rarement suivie de troubles oculo-nutritifs ;

2° Si cette section a lieu au niveau ou au delà du ganglion ces troubles se produisent.

Ces deux expériences montrent d'une façon très-évidente que le ganglion de Gasser a une influence spéciale sur la nu-trition et la circulation de l'œil, et que les troubles observés dans les fonctions de cet organe ne sont pas dus à une lésion des racines du nerf, mais à une lésion du ganglion que ce nerf traverse ;

4° L'état général de l'animal en expérience peut influer beaucoup sur la manifestation des phénomènes morbides. Si l'animal est sain et vigoureux ceux-ci sont plus tardifs et moins intenses. Si, au contraire, il est affaibli ou épuisé par une cause quelconque, les désordres oculaires apparaissent plus rapidement et sont plus graves.

5° Si en même temps que la section du trijumeau on pra-tique l'arrachement du ganglion cervical supérieur, les ma-nifestations morbides sont retardées; Sinitzin, ainsi que nous l'avons dit plus haut, a même constaté qu'elles ne se produi-saient pas. Quelle explication donner de ce dernier fait? Y a-t-il, comme le veut Claude Bernard exagération et persis-tance plus prolongée de la vitalité des tissus? Nous ne le pen-sons pas. Pour nous, le retard et même l'absence d'accidents est une preuve d'une diminution de cette vitalité. En effet, un tissu est d'autant plus exposé à l'inflammation qu'il est plus vasculaire et plus parfait en organisation. A mesure qu'on descend dans l'échelle animale les tissus sont plus simples, plus pauvres en vaisseaux. Le mouvement d'échange qui leur est nécessaire pour vivre est moindre, aussi sont-ils plus rarement le siége de troubles nutritifs ou inflammatoires. Du reste, il est incontestable qu'à la suite de la section du grand sympathique la nutrition des tissus et celle de l'œil en particulier, se trouve diminuée. L'activité des échanges à travers les parois vasculaires traduit cette vitalité, et la coloration plus ou moins noire du sang veineux à la sortie des tissus est en quelque sorte la caractéristique de l'importance des échanges effectués dans la partie que l'on considère.

Or, le sang qui s'échappe des veines dilatées à la suite de la section du grand sympathique est encore rutilant et à demi artérialisé ; il nous paraît naturel d'attribuer à cette diminution de la vitalité le retard dans l'apparition des troubles oculo-nutritifs.

Mais disons en quoi consistent ces troubles. Ils peuvent être divisés en *primitifs* et en *consécutifs*. Les premiers surviennent immédiatement après la section du trijumeau, l'œil devient insensible au toucher ; le clignement cesse de se produire ; la cornée se trouble légèrement ; il y a de l'ophthalmie contrairement à ce qui a lieu à la suite de la section du sympathique. La pupille est devenue très-étroite.

Les accidents consécutifs apparaissent trente-six ou quarante-huit heures après l'opération. Les couches de la cornée devenues opaques se ramollissent. L'aspect que présente cette membrane est semblable à celui que lui donne une brûlure par l'acide sulfurique ou l'acide nitrique. Elle prend en même temps une forme globuleuse, devient plus saillante, tombe en putrilage dans une partie de son étendue, et laisse échapper les humeurs de l'œil plus ou moins altérées suivant la rapidité de la perforation. L'atrophie du globe de l'œil est la terminaison de tous ces accidents.

Pendant que s'accomplissent ces phénomènes du côté de la cornée, les vaisseaux superficiels et profonds qui entourent cette membrane sont gorgés de sang; l'œil est très-rouge. Parfois il se produit un chémosis prononcé soit séreux soit séro-sanguinolent. Les pupilles se resserrent et peu à peu atteignent un degré de constriction supérieur à celui que détermine la section du grand sympathique. Mais ce qui frappe au milieu de tous ces accidents, c'est l'absence complète de douleur soit spontanée soit provoquée. Le contact des doigts ou des instruments n'éveille point la sensibilité de la cornée, et il en est ainsi aussi bien chez l'homme que chez les animaux. De plus, la température non-seulement n'est pas augmentée, mais encore est abaissée dans la moitié correspondante de la face. Ainsi, nous n'avons d'une part ni douleur, ni chaleur, ces deux symptômes classiques de l'inflammation, et cependant nous assistons aux troubles les plus caractéristiques et les plus extrèmes de l'inflammation. On peut en conclure que ces deux accidents, élévation de la température et douleur sont loin d'être indispensables pour caractériser le travail inflammatoire.

Cette action si remarquable de la cinquième paire sur la cornée a été interprétée différemment. Donders et Snellen attribuent tous les accidents à l'insensibilité de l'œil. Les poussières diverses contenues dans l'atmosphère se déposent impunément sur la cornée, sans être balayées comme à l'état normal par le clignement. Cette membrane est irritée, et cette irritation due aux corps étrangers serait le point de départ de tous les désordres. Snellen (1) appuyait son assertion sur les faits suivants. Après avoir sectionné le trijumeau, il suturait les paupières, comme l'avait fait Schiff (2), ou fermait l'œil avec l'oreille de l'animal mis en expérience. Huit ou dix jours après, les points de suture étaient enlevés et il constatait que la cornée était restée transparente, quoique l'œil fût insensible, rouge et saillant. Les mêmes résultats expérimentaux ont été obtenus plus tard par Buttner. Nous verrons que cette explication ne doit pas être admise. Mais ces expériences de Snellen conduisent à cette conclusion fort importante en pratique, à savoir qu'en certaines circonstances il est utile de protéger l'œil par l'application d'un bandeau compressif. On doit dire que par cette occlusion de l'œil, les troubles oculo-nutritifs peuvent être retardés ou atténués; mais ils ne sont pas complétement écartés.

Claude Bernard a fait remarquer fort justement que si les troubles de la cornée sont dus au contact des corps étrangers, les mêmes accidents doivent se produire à la suite de la paralysie du facial. Les conditions sont en effet les mêmes. L'orbiculaire ne pouvant plus se contracter, le clignement est aboli, et la cornée est comme précédemment exposée sans protection au contact irritant des nombreuses particules

(1) Snellen, *Arch. f. d. holl. Beiträge zur Natur und Heilkunde* von Donders Berlin, 1857, p. 206-209.

(2) Schiff., *Zur Phys. des Nervessystem*, 1855, et *Canstatt's Jahresbericht*, 1857, t. I, p. 121.

en suspension dans l'atmosphère. Or, la paralysie faciale n'est jamais suivie du côté de la cornée de désordres comparables à ceux qui sont la conséquence de la destruction du nerf trijumeau. Claude Bernard en conclut que la cinquième paire a une influence spéciale directe sur la nutrition de l'œil.

Schiff (1) s'associe à cette opinion qu'il appuie d'expériences encore plus concluantes. Sur quatre animaux (chats et lapins) chez lesquels la section de la cinquième paire ou même du ganglion de Gasser fut incomplète, il constata que la sensibilité de l'œil était conservée, et cependant les troubles oculo-nutritifs apparaissaient avec les mêmes caractères qu'à la suite de la section complète de la cinquième paire. A la suite de ces expériences, il rappelle des faits recueillis par lui chez l'homme, où des troubles de nutrition de l'œil coïncidaient avec la conservation de la sensibilité. A l'autopsie, on trouva une altération partielle de la cinquième paire.

Meissner (2), guidé par le hasard, fit une expérience semblable à celle de Schiff et arriva au même résultat. Il fit sur un lapin la section du trijumeau. Mais comme la sensibilité de l'œil persistait après cette opération, il en conclut qu'il n'avait point sectionné le nerf. Cependant, quelques jours après, la cornée s'opacifiait et les troubles oculo-nutritifs habituels apparaissaient. L'autopsie fut faite ; elle montra que la déchirure du nerf était incomplète et qu'elle n'occupait que son côté interne, c'est-à-dire celui qui est en rapport avec le ganglion de Gasser. Meissner rappelle qu'une

(1) Schiff, *Gazette hebdomadaire*, 1867, p. 634.
(2) Meissner, *Zeitschrift für ration. Med.*, XXIX, 1867.

expérience différente, mais tout aussi concluante, fut faite par Buttner dans des conditions semblables. Cet expérimentateur, après avoir tenté la section du trijumeau, trouva la cornée insensible, et crut alors que le nerf était complétement divisé. Mais c'est en vain qu'il attendit l'apparition des troubles oculo-nutritifs habituels.

L'autopsie démontra que le côté externe seul du nerf avait été lésé. De ces faits, Meisner conclut que non-seulement la cinquième paire a une influence directe sur la nutrition et la sensibilité de l'œil, mais encore que c'est seulement par la partie *interne* ou ganglionnaire du nerf que s'exerce son action sur la nutrition, tandis que c'est à sa partie *externe* qu'appartient son influence sur la sensibilité.

Cette conclusion confirme et complète les idées de Claude Bernard. Quant à l'hypothèse de Snellen, nous avons dit qu'elle ne devait pas être admise, au moins dans ce qu'elle a d'absolu. Cet auteur, à la fin de son ouvrage, fait savoir que la fonte purulente de l'œil n'est pas constante à la suite de la paralysie du trijumeau, et que quelquefois on n'observe qu'une simple atrophie de l'œil qui devient petit et mou. « C'est un fait, dit-il, qui, comparé à la dureté et à la tension excessive de l'œil dans le glaucome, pourra conduire à la découverte de l'influence que le nerf trijumeau exerce sur la sécrétion des humeurs de l'œil. » Pour Snellen, tous les les accidents sont dus à l'influence du trijumeau sur la sécrétion oculaire. Mais dire que le trijumeau agit sur les sécrétions, n'est-ce pas affirmer qu'il agit sur la circulation et la nutrition de l'œil, qui tiennnent sous leur dépendance ses fonctions de sécrétion. Nous avons vu précédemment que ce fait a été péremptoirement établi par les expériences de von Hippel et Grünhagen.

Le mode de distribution des filets nerveux que la cinquième paire fournit à l'œil rend compte de la sensibilité spéciale dont la cornée est le siége. Nous avons vu, en nous occupant de l'anatomie de l'œil, que ces filets ont en effet une double origine. Les uns, désignés sous le nom de ciliaires longs, viennent du nerf nasal et vont se distribuer directement à l'iris, à la sclérotique et à la conjonctive, etc. Les autres ne parviennent au globe oculaire qu'après avoir traversé le ganglion ophthalmique. Ce sont ces derniers qui innervent l'iris et la cornée. L'iris reçoit donc deux ordres de filets nerveux : des filets ganglionnaires et des filets directs. La cornée ne reçoit que des filets ganglionnaires. Par suite de cette disposition, la cornée peut conserver sa sensibilité alors que la conjonctive a perdu cette propriété, et réciproquement. Ainsi, dans l'empoisonnement par la strychnine, Cl. Bernard a constaté que la sensibilité de la cornée était abolie alors que celle de la conjonctive persistait. Il cite en outre l'observation d'une femme atteinte de paralysie unilatérale complète de la cinquième paire, sans altération de nutrition, et chez laquelle la cornée était la seule des membranes de l'œil qui eût conservé sa sensibilité. Dans l'empoisonnement par le sulfure de carbone, MM. Bergeron et Lévy (1) ont montré que la sensibilité de la cornée disparaissait la première, et que de plus elle ne revenait que quatre ou cinq minutes après le rétablissement de la sensibilité générale. Dans la mort par section du bulbe, Claude

______

(1) *Gazette médicale de Paris*, 1864, p. 584.

Bernard a constaté que la cornée restait sensible après que la conjonctive était devenue insensible. L'arrachement du ganglion ophthalmique prive également la cornée *seule* de sa sensibilité. Cette opération est suivie des troubles oculo-nutritifs graves qu'on observe à la suite de la section du trijumeau. En la pratiquant, Claude Bernard constata que le ganglion ophthalmique, n'était pas sensible, tandis que le pincement des nerfs ciliaires qui émanent de ce ganglion provoque des douleurs. Ce ganglion joue donc un rôle exclusivement nutritif.

Nous venons de voir que l'iris était innervé par la cinquième paire. Chose curieuse, le pincement de la branche ophthalmique de Willis, même après la destruction des nerfs oculo-moteurs commun et externe, du pathétique et du nerf optique, détermine chez le lapin une violente contraction de la pupille. D'après Donders, le même fait serait également produit en agissant sur le tronc du trijumeau. D'après Claude Bernard le pincement de la cinquième paire entre le ganglion de Gasser et la protubérance ne produit aucun effet sur la pupille ; d'où il conclut que l'action motrice de ce nerf sur la pupille est due aux filets sympathiques que la branche ophthalmique de Willis reçoit dans son passage à travers le sinus caverneux.

Ainsi donc la contraction de la pupille n'est pas sous la dépendance exclusive du moteur oculaire commun ; la branche ophthalmique de Willis a aussi une action sur elle, par l'intermédiaire des éléments sympathiques qu'elle contient. L'action vaso-dilatatrice de ces filets sympathiques pourrait être invoquée pour expliquer la contraction de la pupille consécutive à leur excitation, en admettant ici une congestion et une dilatation des vaisseaux iriens. On sait en effet que la congestion est la cause de la contraction pupillaire qui accompagne les iritis, et que l'atropine ne réussit pas à dilater la pupille tant que cette congestion persiste. Toutefois beaucoup d'auteurs sont d'avis que les fibres nerveuses agissent directement sur les fibres musculaires de l'iris, et que c'est à cette action que sont dus les mouvements de cette membrane. Donders partage cette opinion et l'appuie sur ce fait à savoir que l'excitation du grand sympathique est suivie d'une dilatation de l'iris même chez les animaux décapités, alors que la circulation sanguine n'existe plus.

Œhl (1), professeur de physiologie à Pavie, a fait plus de quatre-vingts expériences sur des lapins et des chiens, dans le but de rechercher l'influence de la cinquième paire sur la pupille.

Voici ce qu'il a constaté : chez les chiens l'excitation électrique de la cinquième paire dans le crâne dilate la pupille, tandis que la section de ce tronc nerveux la resserre. La même chose a lieu chez le lapin à la *condition* de n'agir sur la cinquième paire qu'au bout d'un certain temps après la dénudation de la base du crâne ; autrement, si l'on expérimente aussitôt qu'on met chez ces animaux la cinquième paire à découvert, on obtient un rétrécissement de la pupille, soit qu'on irrite le nerf, soit qu'on le paralyse par une section complète.

De la photophobie. — La question du siége de la photophobie se rattache intimement à l'étude de l'influence des

---

(1) *Presse médicale belge et Annales d'oculistique*, 1864; t. LI, p. 53.

nerfs sur la sensibilité de l'œil. On sait combien ce symptôme est fréquent dans les affections de l'organe de la vue. Les malades qui en sont atteints recherchent l'obscurité et tiennent leurs paupières obstinément fermées. .Si l'on parvient à les ouvrir, ce qui est quelquefois difficile à cause de leur énergique contraction, on provoque une douleur vive. La présence de la lumière n'est nullement nécessaire à la production de la photophobie, et l'ouverture des paupières dans l'obscurité est tout aussi pénible. Ce qui prouve que le contact de l'air doit être mis en cause aussi bien que l'impression lumineuse.

C'est surtout sur le siége de la photophobie que les opinions ont varié. Quelques-uns l'attribuent à l'hyperesthésie de la rétine que la lumière impressionnerait douloureusement. Cette hypothèse n'est pas d'accord avec les faits. En effet, nous avons vu que la photophobie pouvait exister dans l'obscurité. Les amaurotiques, les individus dont la cornée est devenue opaque, n'en sont nullement garantis. L'excitation directe de la rétine au moyen d'une aiguille à abaissement (Magendie) ne suffit point à la faire naître. Enfin Castorani (1), de Naples, a sectionné le nerf optique et a ensuite irrité la cornée au moyen d'applications caustiques faites sur cette membrane. La photophobie fut tout aussi intense que s'il n'y avait pas eu section du nerf optique.

La photophobie n'est pas spéciale aux affections de la cornée. Mais elle est constante dans les inflammations de cette membrane, et c'est dans les kératites superficielles qu'elle atteint son maximum d'intensité. Elle est moindre dans les kératites profondes. Elle manque complétement

(1) Cl. Bernard, *Loc. cit.*, t. II, p. 91.

dans la conjonctivite phlycténulaire. Claude Bernard conclut de ces faits que la photophobie est due à l'irritation des nerfs ciliaires ganglionnaires qui innervent la cornée et qui forment sous la membrane élastique antérieure un réseau extrêmement serré.

Des faits expérimentaux qui précèdent il résulte clairement que la cinquième paire et en particulier la branche ophthalmique de Willis, soit directement, soit par l'entremise des éléments sympathiques qui s'y ajoutent, constitue le nerf trophique par excellence de l'œil. Aussi ne sera-t-on pas étonné de voir les auteurs lui attribuer un rôle pathologique prépondérant dans le développement du glaucome, ainsi que de l'ophthalmie dite sympathique. Des lésions diverses intéressant les filets terminaux du trijumeau peuvent à leur tour, par suite d'une action sensitive réflexe, devenir le point de départ de troubles graves de l'œil. Ainsi agissent les algies du trijumeau en général, aussi bien celles qui affectent la branche ophthalmique de Willis que celles qui ont pour siége le nerf maxillaire supérieur, le nerf maxillaire inférieur ou le lingual. Toutefois la branche ophthalmique est celle dont les lésions compromettent le plus la vitalité de l'œil. On sait aujourd'hui, à la suite des travaux d'Hutchinson, que dans l'affection connue sous le nom de zona ophthalmique, le rameau nasal de cette dernière branche et en particulier le filet naso-lobaire, sont le point de départ des accidents graves qu'on observe du côté de l'œil. Ce fait pathologique important, rapproché de ce que nous avons dit plus haut, d'après Meissner et Schiff, des troubles nutritifs occasionnés par la section incomplète de la partie interne du nerf et des effets du même ordre constatés par Claude Bernard à la suite de l'arrachement du ganglion ophthalmique, semble indiquer que le rameau nasal est une émanation directe du ganglion de Gasser et qu'il doit dès lors être considéré comme l'agent trophique principal tenant sous sa dépendance la circulation et partant les sécrétions et la nutrition de l'œil. Ce n'est pas à dire pour cela que les autres branches du trijumeau et en particulier le maxillaire supérieur, pourvu lui-même d'un ganglion, celui de Meckel, ne puissent agir défavorablement sur l'œil; il y a longtemps que des ophthalmologistes de mérite, parmi lesquels se place Hutchinson, admettent que des dents cariées, que certaines dacryocystites et d'autres lésions du même genre peuvent retentir sur l'œil et y déterminer des amblyopies et même l'amaurose.

CINQUIÈME LEÇON

Troubles oculaires qui accompagnent certaines affections des centres nerveux. — Asphyxie locale des extrémités. — Tabes dorsalis. — Influence de certaines maladies de la moelle sur la pupille. — Indépendance d'action des filets vaso-moteurs et des filets moteurs de l'Iris. — Action du nitrate d'amyle

Nous ne voulons pas abandonner l'étude de l'influence des nerfs sur la circulation et la nutrition de l'œil sans dire quelques mots d'une affection où cette influence se manifeste aussi nettement que possible. Nous voulons parler de l'*asphyxie locale des extrémités*, maladie dont nous devons la connaissance à notre savant collègue et ami le docteur Maurice Raynaud (1).

Cette affection, dont la gangrène symétrique n'est qu'une phase ultime, est caractérisée par un refroidissement avec lividité et cyanose des extrémités. Celles-ci sont en même temps le siége d'une sensation d'onglée, quelquefois même de douleurs très-vives. Les parties affectées sont les doigts et les orteils, et plus rarement le nez et les oreilles. Si cet état de cyanose se prolonge un certain temps, on voit apparaître sur les parties malades des points de gangrène sèche qui peuvent s'étendre jusqu'à amener la destruction des phalangettes. Cette affection offre ceci de remarquable qu'elle est symétrique et

(1) Raynaud, *Archives générales de médecine*, 1874, p. 5-21.

procède par accès. De plus, et c'est là surtout ce qui nous intéresse, elle s'accompagne quelquefois de troubles de la vue qui se manifestent habituellement à cette période de l'accès où les parties malades commencent à se réchauffer. A ce moment, l'examen ophthalmoscopique permet de constater le rétrécissement spasmodique des artères, la congestion et les battements des veines. C'est surtout en se fondant sur ces derniers faits ainsi que sur la symétrie des lésions, et sur l'action produite dans ces cas par l'électrisation de la moelle par des courants constants, que M. Raynaud est arrivé à considérer l'asphyxie locale des extrémités comme une névrose caractérisée par l'exagération du pouvoir excito-moteur des portions grises de la moelle qui tiennent sous leur dépendance l'innervation vaso-motrice.

Nous avons eu l'occasion de constater l'existence de ces troubles de la vue chez trois malades atteints d'asphyxie locale des extrémités.

Les deux premiers étaient dans le service de M. Raynaud. Chez l'un la vue se troublait, surtout du côté gauche au moment ou les parties cyanosées commençaient à se réchauffer. En même temps les papilles étaient plus claires, les artères se rétrécissaient et les veines dilatées étaient le siége de battements. Au retour des accès, lorsque la cyanose réapparaissait, la vue devenait plus nette et les changements dans le calibre des vaisseaux étaient moins marqués. Tous ces accidents, asphyxie et troubles oculaires, furent guéris par l'emploi de courants descendants continus appliqués sur la colonne vertébrale. L'an dernier, c'est-à-dire deux années après le début des accidents, le malade revint dans le service de M. Raynaud pour de nouvelles attaques, fort légères cette fois et sans gangrène. Nous l'avons examiné pendant un de ces accès. Les artères étaient un peu rétrécies ; mais il n'y avait pas de dilatation sensible des veines ni de battements.

Chez l'autre malade de M. Raynaud les troubles de la vue coïncidaient avec les accès cyaniques au lieu d'alterner avec eux. De plus, comme dans la dernière partie de l'observation précédente, les battements veineux manquaient quoique les veines fussent turgides et les artères rétrécies.

Quant au troisième malade, le début de son asphyxie locale des extrémités, en 1871, avait été accompagné d'une cécité complète des deux yeux pendant trois semaines. Au mois de mars 1875 il entra dans le service de M. Jaccoud à l'hôpital Lariboisière pour une nouvelle attaque d'asphyxie locale avec gangrène des extrémités. Les troubles de la vue ne s'étaient pas reproduits. L'examen ophthalmoscopique permit cependant de constater un rétrécissement des artères et une dilatation des veines.

MM. Raynaud et Moreau ont fait quelques expériences sur des lapins, dans le but de s'assurer des causes de ce resserrement des artères. Ils ont électrisé le bout céphalique du grand sympathique coupé au cou, et ils ont constaté un resserrement de l'artère centrale de la rétine. Leurs résultats ont été en cela conformes à ceux obtenus par Adamück et dont nous nous sommes occupés précédemment.

Nous avons observé dans le service de M. Raynaud, à l'hôpital Lariboisière, un fait qui, tout en se rattachant à l'étude des relations qui existent entre les affections de la moelle et la circulation intra-oculaire, montre d'une manière frappante l'influence que l'impression sensitive, même d'une partie très-éloignée du corps, peut exercer sur cette circulation. Ici il ne s'agit plus de l'asphyxie locale, mais bien d'un de ces cas qui rentrent plus ou moins dans ce qui a été décrit sous le nom de *tabes dorsalis*.

Le malade, âgé de vingt-six ans, verrier de profession, est entré à l'hôpital vers la fin de l'année 1874. Jusqu'en 1872 la santé de cet homme avait toujours été excellente et il était très-robuste. A cette époque, il remarqua que lorsqu'il faisait des marches même peu prolongées, il était rapidement pris d'une fatigue si grande, surtout de la jambe droite, qu'il avait peine à se tenir debout. Sa démarche devenait incertaine. Il n'y avait pas incoordination des mouvements, mais manque de force musculaire pour les exécuter. Il y a un an sa vue commença à s'affaiblir. Les objets ne lui apparaissaient plus qu'à travers un nuage. En même temps, il remarqua que, lorsqu'il prenait un bain froid, il recouvrait la vue pendant la durée du bain, et que celle-ci s'obscurcissait de nouveau quelques instants après qu'il en était sorti. Pendant l'été de l'année 1874, le malade, habitant une campagne dans le voisinage d'une rivière, avait l'habitude de se jeter à l'eau 15 et 20 fois par jour. A chaque bain, le même phénomène se reproduisait.

La persistance et même l'aggravation de tous ces accidents le décidèrent à entrer à l'hôpital. Au moment de son entrée son acuité visuelle de l'œil gauche était tombée à 1/100. Celle de l'œil droit était encore de 1/7. A l'ophthalmoscope, nous avons constaté une blancheur anormale de la papille gauche dont les contours étaient de plus un peu troubles. Pas d'excavation ni de saillie. Diminution légère du calibre des artères.

Comme à cette époque l'hiver était très-rigoureux, nous

ne pûmes répéter l'expérience des bains froids. Mais M. Raynaud lui fit administrer des douches froides suffisamment prolongées. Nous avons alors constaté que la vue ne commençait à s'éclaircir qu'au moment où le malade éprouvait un sentiment d'horripilation sur tout le corps. Alors l'acuité visuelle montait à un tel degré qu'avec l'œil droit il pouvait lire le n° 2 et même le n° 1 de l'échelle typographique : cette amélioration persistait dix ou quinze minutes, puis elle disparaissait à mesure que le corps se réchauffait et le malade retombait au même degré d'amblyopie qu'avant sa douche.

Ce fait de la coïncidence de l'éclaircissement de la vue avec l'apparition de la sensation de frisson avait déjà été noté par le malade lui-même. Il avait de plus remarqué que l'influence de l'eau froide sur son acuité visuelle était moindre comme intensité et comme durée depuis que sa maladie avait fait des progrès.

L'emploi de courants continus (avec une pile Morin à sept éléments) dirigés de l'occiput au front, d'une tempe à l'autre, du front à la colonne vertébrale, nous a constamment donné une diminution de l'acuité visuelle. Nous avons vu qu'après chacune de ces séances, dont la durée était de dix minutes, les vaisseaux rétiniens, artères et veines, étaient plus congestionnés.

Pendant son séjour dans le service de M. Raynaud, ce malade fut pris de rougeole et de varioloïde. La période d'invasion de ces fièvres augmenta l'amblyopie à un degré tel que le malade était devenu presque complétement aveugle. La vue s'est éclaircie lorsque l'éruption est apparue et que la fièvre a cessé, et l'amblyopie est revenue au degré qu'elle avait précédemment.

On voit donc que, dans ce cas, l'eau froide avait une action tout à fait opposée à celle des fièvres éruptives et de l'électricité. Ici, comme pour la cyanose symétrique des extrémités, l'antagonisme entre l'état de la circulation de la peau et celui du fond de l'œil nous paraît nettement établi, quelle que soit d'ailleurs la théorie qu'on adopte pour l'expliquer (1).

En 1870, Robertson (2), d'Édimbourg a publié plusieurs observations de maladies spinales, ataxiques et autres, accompagnées d'amblyopie, de cécité des couleurs, d'atrophie papillaire, en même temps qu'il y avait du myosis. L'auteur insiste surtout sur ce dernier symptôme, qu'il attribue non pas à l'action du moteur oculaire commun sur les fibres circulaires, mais à la paralysie des fibres radiées, qui, ainsi que nous l'avons dit plus haut, sont sous la dépendance du grand sympathique. L'atropine n'a aucune action sur ce myosis. La lumière ne l'augmente pas. L'ésérine, au contraire, conserve toute sa puissance et exagère notablement le resserrement de la pupille. La lumière et l'ésérine ont donc un mode d'action différent sur l'iris. La première agit sur le grand sympathique, la seconde sur le moteur oculaire commun.

Dans son intéressant article, Robertson insiste sur l'indépendance physiologique des filets spinaux qui vont se distribuer à l'iris et de ceux qui vont innerver les vaso-moteurs. Dans les affections de la moelle, les premiers seuls peuvent être intéressés. L'action du nitrate d'amyle montre, en sens contraire, cette indépendance physiologique. Cette substance,

(1) Voy. pour plus de détails l'observation publiée par Raynaud... *Archives de médecine*, 1875, p. 513.

(2) Argyll Robertson, *Edinburgh, Medical Journal (Annales d'oculistique* 1870, t. LXIII, p. 114, et t. LXIX, p. 25).

en effet, paralyse seulement les filets vaso-moteurs et respecte l'action des filets iriens. Il y a plusieurs années déjà (1) que la pathologie nous avait conduit à établir cette distinction que nous sommes heureux de voir confirmer par les recherches de Robertson.

(1) Panas, *Mém. Société chirurgie* (loc. cit.).

SIXIÈME LEÇON

Physiologie de la sécrétion et de l'absorption des liquides de l'œil. — Expériences de Lebert. — De la filtration de l'humeur aqueuse à travers la cornée. Historique de cette question. — Diminution de la tension intra-oculaire ou *Hypotonie*. Ses causes, d'après Nagel et Graefe. — Classification des glaucomes, d'après von Hippel et Grünhagen.

Nous venons d'étudier l'influence que les nerfs exercent sur la circulation et la nutrition de l'œil, et par leur intermédiaire sur la tension intra-oculaire. Mais cette tension est encore soumise à d'autres causes. Des variations dans le renouvellement et la résorption des liquides oculaires peuvent la modifier notablement sans qu'il soit besoin qu'aucune autre influence leur vienne en aide. C'est cette étude qui va nous occuper maintenant.

Lebert (1) a traité à fond la question de l'origine et de la résorption de l'humeur aqueuse. Il pense que celle-ci est sécrétée dans la chambre postérieure par les procès ciliaires et la face postérieure de l'iris. Son opinion est basée sur les faits suivants :

1° La richesse vasculaire des procès ciliaires qui est très-grande en effet, ce qui explique la reproduction si rapide de l'humeur aqueuse ;

(1) *Archiv. für Ophthalmologie*, t. XIX, p. 87-186.

2° L'effacement de la chambre antérieure avec protrusion de l'iris dans les cas d'occlusion complète de la pupille. En effet, lorsqu'à la suite d'iritis des synéchies totales fixent le bord pupillaire à la capsule antérieure du cristallin, l'iris est repoussé en avant dans toute son étendue entre sa grande et sa petite circonférence, et présente des boursouflures qui lui donnent une apparence tomenteuse. Ceci est dû à l'accumulation derrière l'iris de l'humeur aqueuse qui ne peut plus s'écouler dans la chambre antérieure. De là une augmentation de la tension intra-oculaire, qu'on peut faire cesser en ouvrant une voie au liquide dans la chambre antérieure au moyen d'une iridectomie.

3° La production d'un prolapsus de l'iris, dans ces cas d'occlusion de la pupille ou de synéchies totales si l'on vient à perforer la cornée. L'iris, poussé par l'humeur aqueuse accumulée derrière lui, se porte dans l'ouverture cornéale.

Quant aux voies par lesquelles l'humeur aqueuse disparaît, Lebert n'admet pas que ce liquide filtre à travers la cornée. Depuis longtemps on croyait à la filtration des liquides intra-oculaires à travers la cornée, et Adamück (1) s'était rattaché à cette opinion. Lebert rejette également l'hypothèse de Schwalbe qui admet une communication à plein canal entre la chambre antérieure et les vaisseaux sanguins, particulièrement avec le canal de Schlemm. Il est vrai, ainsi que Schwalbe l'a constaté, que des matières colorantes, telles que le carmin ou le bleu de Prusse, injectées dans la chambre antérieure, pénètrent dans les vaisseaux. Mais c'est un fait d'imbibition et de diffusion, et nullement une preuve que

____

(1) Adamück, *Annales d'oculistique*, t. 69, p. 290.

ces vaisseaux communiquent à plein canal avec la chambre antérieure, considérée à tort, par eux, comme un espace lymphatique.

Lebert a fait plusieurs expériences fort intéressantes dans le but de savoir par où s'en allait l'humeur aqueuse.

Dans une première expérience il injecte du liquide dans la chambre antérieure au moyen d'une canule munie d'un manomètre jusqu'à ce que cet instrument marque une pression de 120^{mm}. La colonne manométrique retomba rapidement; cependant quinze minutes après l'opération elle dépassait encore un peu le niveau normal. Elle revient très-vite à ce niveau lorsque sa hauteur ne s'est pas élevée au-dessus de 50^{mm}. Cette expérience établit nettement ce premier fait, à savoir, que la filtration ou l'absorption des liquides de l'œil existe, et que de plus elle est très-active.

Dans une autre expérience il injecte dans la chambre antérieure d'un œil énucléé un liquide coloré avec du bleu de Prusse. La face antérieure de l'iris, mais surtout le ligament pectiné et le canal de Schlemm s'imprègnent de matière colorante. La cornée et les procès ciliaires restent intacts, d'où l'on peut conclure que ni la cornée ni les procès ciliaires ne prennent part à la résorption de l'humeur aqueuse.

Enfin, dans une dernière expérience, Lebert injecte un liquide solidifiable dans les vaisseaux efférents d'un œil vivant. La filtration ou l'absorption de l'humeur aqueuse se ralentit et diminue notablement. C'est donc par ces vaisseaux que s'en va l'humeur aqueuse.

Dans aucune de ces expériences, Lebert n'a vu le liquide filtrer à travers la cornée. Bien plus, la face antérieure de cette membrane se dessèche complétement, si on ne la protége contre l'évaporation. La cornée ne joue aucun rôle dans la sécrétion ni dans la résorption de l'humeur aqueuse.

Lebert, à la suite de ses nombreuses recherches, est arrivé aux conclusions suivantes :

1° Sur l'œil vivant, l'humeur aqueuse ne filtre jamais à travers la cornée. On peut dépouiller celle-ci de son épithélium ou augmenter considérablement la pression intra-oculaire en liant les *vasa vorticosa* sans réussir à faire passer la moindre gouttelette liquide. L'évaporation existe sans aucun doute, mais elle est minime, surtout sur un œil vivant, alors que la cornée est constamment humectée par les larmes.

2° Le résultat est semblable sur un œil énucléé, alors même qu'on a fortement augmenté la tension intra-oculaire (200^{mm} Hg), mais à la condition que cet œil soit intact. S'il a subi l'altération cadavérique, le résultat est tout différent.

3° C'est l'endothélium de la membrane de Descemet qui s'oppose au passage de l'humeur aqueuse à travers la cornée. Du reste, Descemet lui-même, en 1687, dans une lettre écrite à Petit, avait insisté sur cette fonction protectrice de la membrane qui porte son nom. Si l'on enlève cet endothélium avec un pinceau de blaireau, des gouttelettes liquides apparaissent à la surface de la cornée. Chaque cellule endothéliale ne protége que le point de la cornée avec lequel elle est en rapport. Si une seule cellule est enlevée, c'est en ce point seulement que le liquide filtrera. Lebert traçait une croix sur l'endothélium au moyen d'un aiguille plongée dans la chambre antérieure. Le trouble de la cornée prenait également la forme d'une croix et les gouttelettes n'apparaissaient que sur les branches de la croix. Le liquide ne passait en aucun autre point. Nous faisons remarquer que l'imbibition de la cornée par l'humeur aqueuse lui faisait perdre sa transparence. On ne saurait donc lui attribuer cette transparence, ainsi que l'ont fait quelques auteurs. Coccius ayant insufflé d'air la chambre antérieure, vit la cornée conserver sa transparence même quatre jours après, ce qui est une confirmation du fait qui précède.

4° L'épithélium qui recouvre la membrane de Bowman oppose aussi une légère résistance au courant exosmotique,

La filtration est un peu plus rapide dans les points où il a été détruit, un peu plus lente dans ceux où il est resté intact. Mais il a surtout pour effet de s'opposer à l'imbibition de la cornée par les larmes.

Après avoir rappelé les expériences de Lebert, il n'est pas sans intérêt de jeter un rapide coup d'œil sur l'historique de la filtration des liquides à travers la cornée.

En 1664, Stenon prétendit avoir vu le premier ces pores de la cornée, et les gouttelettes d'humeur aqueuse sourdre à travers leurs orifices.

En 1684, Leeuwenhoek les décrit avec détail et fait admettre définitivement leur existence. En pressant avec les doigts sur un œil bouilli ou déjà putréfié, il voyait sortir des gouttelettes à travers la cornée. C'est sur cette expérience qu'il s'est basé pour admettre l'existence des pores de la cornée et même pour les décrire.

En 1772, Janin prétendit avoir vu le premier ces gouttelettes sortir sur le vivant.

Les recherches micrographiques modernes ont prouvé que ces pores n'existaient pas; les expériences de Lebert nous ont montré à quoi nous devions nous en tenir au sujet

de la filtration des liquides à travers la cornée, opinion qu'il
a justement appelée une longue erreur. A l'opinion de Lebert se sont rattachés Martini, Riesenfels et Laqueur, qui
disent n'avoir jamais constaté de filtration toutes les fois
qu'ils prenaient le soin d'expérimenter sur des yeux fraîchement énucléés.

Hypotonie.

On désigne sous le nom d'hypotonie une diminution de
la pression intra-oculaire. L'augmentation de cette pression
pourrait être appelée hypertonie. Nagel (1), de Tubingue,
s'est beaucoup occupé de cette question à propos de son
étude sur les névroses vaso-motrices et sécrétoires de l'œil.
Aussi aurons-nous bien souvent l'occasion de le citer.

Graefe a décrit sous le nom de *phthisie* essentielle une
affection caractérisée par une diminution rapide de la consistance du globe de l'œil avec abaissement de la tension
intra-oculaire. D'après lui, cette hypotonie serait surtout
considérable dans certains cas de kératite parenchymateuse
diffuse ; mais plus souvent encore elle est due à des traumatismes de l'œil.

Graefe (2) signale en outre la possibilité de voir une
phthisie essentielle du bulbe succéder à un traumatisme ancien, compliqué de névralgies siégeant dans l'autre œil. Ce
fait établit l'existence d'une *hypotonie sympathique*.

Du reste, c'est presque toujours à la suite d'affections de
la cornée que se produit l'hypotonie. Nagel cite parmi les

---

(1) *Klinische Monatsblätter*, 1873 et *Annales d'oculistique*, 1874, t. LXI, p. 256.
(2) De Graefe, *Archiv für Ophthalm.*, t. XII, p. 270.

maladies qui en sont la cause la plus fréquente, la kératite phlycténulaire, le pannus trachomateux, les ulcères et les brûlures de la cornée, les corps étrangers et en particulier les paillettes de fer implantées dans cette membrane. Des traumatismes même très-légers de l'œil peuvent se compliquer d'hypotonie. On voit quelquefois à la suite d'un léger coup sur l'œil le malade accuser de la douleur; l'acuité visuelle baisse; la consistance du globe diminue et cependant l'examen à l'œil nu et à l'ophthalmoscope ne révèle aucune lésion. Enfin l'hypotonie peut encore être due à l'hypérémie de la conjonctivite palpébrale seule.

D'après Nagel, l'hypotonie est caractérisée par les symptômes suivants :

Le reserrement de la pupille qui ne cède que lentement à l'action mydriatique de l'atropine.

Des douleurs névralgiques parfois intenses survenant par attaques périodiques comme dans le glaucome. Nagel signale dans quelques cas une élévation concomitante de la température dans l'œil du côté malade et dans la moitié correspondante de la face, élévation qui peut varier de 1/2 degré à 4 ou 5 degrés. Beaucoup plus rarement, la température est au contraire abaissée de 1 à 2 degrés.

L'élévation de la température et les troubles congestifs sont attribués par Nagel à une paralysie du grand sympathique. Si ces phénomènes de congestion sont compliqués d'une gêne de la circulation en retour, il y aura immédiatement augmentation de la tension intra-oculaire, et passage brusque de l'hypotonie à l'hypertonie. Graefe et von Hippel dans ses expériences ont quelquefois observé ces variations si remarquables de la tension intra-oculaire.

Ces mêmes variations peuvent exister dans le glaucome simple, lequel, d'après Donders, est uniquement constitué par une exagération de la tension intra-loculaire qu'il attribue à une affection des nerfs sécréteurs de l'œil. Pour nous, l'exagération de la sécrétion constitue seulement un des éléments de cette maladie. L'autre élément réside dans l'obstacle apporté à l'absorption des liquides intra-oculaires et à la circulation du sang veineux. La pression intra-oculaire subit des variations correspondant au rôle que joue cet obstacle. Lorsque l'évaporation des liquides contenus dans l'œil est facilitée, la tension diminue. Von Hippel a montré qu'une lésion de la cornée, alors même qu'elle était limitée à son épithélium, pouvait faire baisser cette tension de moitié ($8^{mm},5$ au lieu de 18^{mm}). Cet expérimentateur, ainsi que Grünhagen, reconnaissent au glaucome les causes suivantes : 1° Un excès de sécrétion ou l'angionévrose ; 2° la stase sanguine par obstacle à la circulation du sang veineux, ce qui constitue la variété appelée par eux glaucome ophthalmique ; 3° une augmentation de la tension sanguine générale, comme par exemple cela a lieu à la suite d'une ligature ou d'une compression de l'aorte abdominale. On aurait ainsi le glaucome par congestion active qu'ils désignent à cause de cela sous le nom de glaucome congestif ou collatéral.

SEPTIÈME LEÇON

Étude des moyens employés dans le traitement des ophthalmies. — Action des
mydriatiques. Atropine. — Mode d'emploi et effets toxiques de cet alcaloïde.
— Son action sur la tension intra-oculaire et sur la sécrétion de l'humeur
aqueuse. — Effets mydriatiques de cette substance. Expériences. — Action
comparative de la muscarine. — Propriétés analgésiques de l'atropine com-
parées à celles de la morphine et d'autres alcaloïdes. — Action des myotiques, fève de Calabar et ésérine. — Action de cet alcaloïde sur la pupille.
Expériences de Graefe et de Donders. Mécanisme du myosis produit par
l'ésérine.

Avant de terminer les généralités qui précèdent l'étude
des maladies de la cornée, nous croyons indispensable de
parler de l'action physiologique de certains médicaments
très-fréquemment employés dans le traitement des phlegmasies oculaires. Nous examinerons leur action sur la circulation, sur la nutrition et sur la pupille. Au nombre de ces
médicaments, l'*atropine*, l'*ésérine* et la *morphine* doivent
être placées en première ligne.

Atropine.

Avant de parler de l'action de ce médicament sur l'œil,
nous insisterons sur certains accidents, tant locaux que généraux, que provoque parfois l'emploi du sulfate d'atropine
en collyre.

PANAS. 4

Lorsque la solution est très-concentrée (5 centigrammes de sulfate d'atropine pour 10 grammes d'eau) et que sa réaction est acide, au lieu d'être neutre, on observe, chez des sujets prédisposés, de la conjonctivite légère, plus rarement de l'érythème eczémateux et de l'œdème des paupières.

Ces accidents, produits par l'acidité du collyre peuvent se montrer avec un collyre neutre préparé depuis longtemps et qui s'est décomposé en vieillissant ; il s'y forme alors des cryptogames microscopiques, qui donnent au liquide une réaction acide.

Outre ces troubles locaux, on observe de temps en temps dans les services d'ophthalmologie des symptômes d'empoisonnement par le sulfate d'atropine. L'arrière-gorge est desséchée ; la face se congestionne ; la soif est ardente ; il se produit de la mydriase du côté opposé ; quelquefois il survient un délire maniaque, accompagné d'hallucinations. L'empoisonnement se déclare après une, et le plus souvent après plusieurs instillations d'atropine. Les âges extrêmes, enfance, vieillesse, y sont plus sujets. Il est évident qu'il faut faire la part de la susceptibilité individuelle : toutefois les accidents se déclarent principalement après la pénétration du liquide dans la bouche et surtout dans les voies lacrymales, que certains auteurs regardent comme la voie d'absorption la plus fréquente et la plus à craindre.

Pour éviter ces inconvénients, il est bon de se servir de collyres peu concentrés. Nous employons ordinairement le sulfate neutre d'atropine à la dose de 2 centigrammes pour 30 grammes d'eau, sauf dans certains cas spéciaux. Il suffit d'en verser une ou deux gouttes dans l'œil, à l'aide d'un compte-gouttes ou d'un pinceau de blaireau. L'instillation faite, il convient d'attirer légèrement en bas et en dedans la paupière inférieure et de presser avec le doigt sur les conduits lacrymaux : les larmes s'écoulent sur la joue et entraînent le surplus de l'atropine. Dans cette manœuvre, une compresse placée sur la joue correspondante empêche le liquide d'arriver jusqu'à la bouche.

C'est en vue de supprimer ces différents temps que Liebreich a inventé des pinces serres-fines, destinées à renverser les points lacrymaux supérieur et inférieur. Nous croyons ces pinces inutiles, puisqu'elles peuvent être remplacées par une légère pression à l'aide du doigt indicateur.

Si, malgré toutes ces précautions, on se trouve en face d'un empoisonnement par le sulfate d'atropine, il faut pratiquer des injections hypodermiques de morphine. Ce moyen a réussi en particulier entre les mains de Schmidt, de Wiesbaden, de Nieberg et d'autres.

Voyons maintenant quels sont les effets de l'atropine en collyre.

Tous les expérimentateurs s'accordent pour dire que l'atropine détermine un abaissement réel de la pression intra-oculaire. Cette action pourrait être désignée sous le nom d'hypotonie atropinique. Coccius (1), Grünhagen (2), Wegner, Adamück (3), se sont occupés de cette action spéciale de l'atropine.

Tous ont constaté une diminution de la pression intra-

---

(1) Leipzig, 1868. *Du mécanisme de l'accommodation.*
(2) Grünhagen, *Zeitschrift für rat. Medicin*, 328.
(3) *Bericht in Ophthalm. Congress* 1869, *Z. Heidelberg*, et *Annales d'oculistique*; t. LXIII, p. 108, 1870.

oculaire après l'instillation de l'atropine. Adamück, dans ses propres expériences, n'a jamais vu cette pression baisser de plus d'une colonne de 6 millimètres de mercure, et en cela il diffère de Wagner, qui signale une diminution plus considérable. Adamück considère l'action hypotonique de l'atropine en collyre comme purement locale : elle résulterait d'une augmentation de la tonicité des vaisseaux intra-oculaires; comme conséquence, il y aurait diminution de la sécrétion des liquides ; le résultat final serait un abaissement proportionnel de la pression intra-oculaire.

En vue de démontrer la diminution de la sécrétion des liquides, cet auteur a institué une série d'expériences. Il introduit un fin trocart dans la chambre antérieure d'un œil non atropinisé. Supposons que, pendant la durée d'une minute, il se soit écoulé cinq gouttes d'humeur aqueuse par le trocart; si la même expérience est répétée sur un œil atropinisé, il ne s'écoulera que trois gouttes de liquide dans le même laps de temps, et ce rapport de trois à cinq peut être regardé comme la mesure de l'effet produit par l'atropine.

De plus, toutes les causes qui, comme l'irritation de la conjonctive, sont susceptibles d'augmenter la sécrétion dans l'œil normal, n'agissent pas au même degré sur un œil atropinisé. Sur un chat dont l'œil gauche seul était atropinisé, le manomètre oculaire marquait une pression de 23 millimètres de mercure à droite et de 21 millimètres seulement à gauche. A la suite d'une irritation de la conjonctive, provoquée par de l'ammoniaque, la tension, à droite, est montée à 33 millimètres, et, après la cessation de l'irritation, est retombée à 28 millimètres ; sur l'œil gauche, la tension n'a atteint que 28 millimètres et est ensuite redescendue à 21 millimètres. C'est une preuve que la sécrétion ne s'étai' point faite dans l'œil gauche sous l'influence de l'excitation de la conjonctive. Ces expériences, répétées plusieurs fois de suite sur le même animal, ont donné des résultats identiques. On n'invoquera pas, pour expliquer ce phénomène, l'action narcotique du médicament, car l'œil atropinisé ne présente aucune diminution de la sensibilité.

En résumé, l'atropine agit sur l'œil comme sur la glande sous-maxillaire, dont elle diminue la sécrétion. Adamück considère cet effet comme le résultat de la constriction des parois vasculaires ; mais on pourrait aussi bien l'attribuer à l'action de l'atropine sur les nerfs ciliaires, dont elle abolirait la neurilité sécrétoire, sans toucher à leur influence vaso-dilatatrice, fait qui a été démontré expérimentalement par Haidenhain pour la corde du tympan.

Adamück signale, outre la quantité moindre de liquide sécrété, une diminution dans la plasticité de ce liquide. Il en tire cette conséquence qu'on ne saurait trop, dans la pratique ophthalmologique, employer l'atropine en collyre, toutes les fois qu'on se propose de combattre une inflammation vive, de prévenir la formation de synéchies ou de cataractes secondaires.

L'action mydriatique de l'atropine est connue de tous. Ruete, Budge, Waller, Donders (1), de Graefe, Gosselin, Claude Bernard (2), Menriot (3), ont fait des recherches à ce sujet. Il résulte de leurs expériences que l'action de l'atro-

(1) Donders, *De l'action des mydriatiques et des myotiques.* (*Ann. d'oculisti-que,* t. LIII, p. 5-50; *Nederland archief voor geneesen Naherkunde,* t. I, 1864
(2) *Loc. cit.,* t. II, p. 208 et suiv.
(3) Menriot. Broch. in-8°. Paris, 1868.

pine en collyre est plus prompte chez les jeunes sujets. L'amincissement de la cornée ou l'abrasion de ses couches externes favorise la mydriase.

Son action est indépendante de la circulation, car elle se produit sur un œil énucléé, qui, par conséquent, ne reçoit plus de sang, et sur un animal décapité.

L'humeur aqueuse contient de l'atropine au bout d'un certain temps. Si, en effet, on la recueille et si l'on vient à l'instiller dans d'autres yeux ou à l'injecter dans la chambre antérieure, on obtient encore une dilatation de la pupille.

L'atropine, instillée sur la conjonctive ou injectée dans la chambre antérieure, paralyse le sphincter de l'iris et agit sur le muscle accommodateur. Seules les fibres radiées de l'iris semblent échapper à son action. Cependant l'action paralysante de l'atropine sur le sphincter irien est incomplète, puisque la pupille, ainsi dilatée est susceptible de se resserrer sous l'influence de la fève de Calabar, de l'électricité, après la section du sympathique au cou, et sous l'influence de l'excitation (pincement) de la branche ophthalmique de Willis.

La paralysie du muscle ciliaire est aussi imparfaite; l'ésérine, en effet, ramène l'accommodation à son état normal, pour quelque temps au moins. Du reste, des faits pathologiques, bien connus aujourd'hui, prouvent qu'il existe une certaine indépendance entre les mouvements de la pupille et l'état du muscle accommodateur : la pupille peut être dilatée, sans que l'accommodation souffre, et réciproquement l'accommodation peut être défectueuse et la pupille n'éprouver aucune modification.

Un nouvel alcaloïde éminemment toxique, la *muscarine*,

employé en collyre, produit, d'après Schmiedeber et Kappe, d'abord un spasme de l'accommodation et ensuite un rétrécissement de la pupille. Un mélange, dans une certaine proportion, d'atropine et de muscarine provoque, suivant W. Krenchel, un spasme de l'accommodation avec dilatation de la pupille (1).

Pour ce qui est de l'*action analgésique* de l'atropine, elle serait, d'après les expériences de Witchel, W. Keen et G. Morehouse (2), bien inférieure à celle de la morphine. Voici les deux conclusions principales des travaux entrepris par ces auteurs :

1° La conicine, la daturine et l'atropine, en injections hypodermiques, ont peu d'influence sur la douleur ; celle-ci est, au contraire, calmée par la morphine, dont l'effet est d'autant plus grand qu'elle est appliquée plus près du siège du mal.

2° Comme l'action mydriatique de l'atropine est plus persistante que l'action myotique de la morphine, et comme, d'autre part, l'atropine ne détruit pas l'analgésie procurée par la morphine, ces deux substances peuvent s'employer concurremment en cas d'indication spéciale.

On conçoit de quelle importance sont toutes ces données pour la pratique ophthalmologique.

Fève de Calabar.

Nous ne dirons que peu de chose du principe actif de la fève de Calabar, l'extrait ou l'alcaloïde, connu sous le nom

---

(1) Krenchel, *Archiv. für Ophthalmologie*, t. XX, p. 130-150.
(2) *Amer. Journal of med. sciences*, t. I, p. 67, et *Annales d'oculistique*, t. LV, p. 164, 1866.

d'ésérine, sinon que l'une ou l'autre de ces substances, employées en collyre, agissent comme myotiques et sont dès lors des antagonistes avérés de l'atropine.

L'action de cet agent sur la pupille est plus prompte que celle de l'atropine, mais elle est aussi moins persistante.

De Graefe n'a pu démontrer son passage par osmose à travers la cornée, mais Donders y est parvenu.

Nous avons dit ci-dessus que la section du grand sympathique ou de la cinquième paire était suivie du rétrécissement de la pupille. Si, après cette opération, on instille de l'ésérine dans l'œil, la contraction pupillaire augmente encore : serait-ce que, en pareil cas, l'ésérine agirait sur les fibres rayonnées pour les paralyser? Évidemment non, puisque l'excitation du sympathique fait dilater la pupille préalablement resserrée par l'ésérine.

La paralysie complète de l'oculo-moteur, qui est naturellement suivie de la paralysie du sphincter irien et de la dilatation de la pupille, n'empêche pas celle-ci de se rétrécir sous l'influence de l'ésérine.

De tous ces faits, il faut conclure que l'ésérine agit directement sur les fibres musculaires du sphincter irien et très-probablement aussi sur celles du muscle accommodateur.

De Graefe a vu la fève de Calabar en collyre avoir un effet favorable dans le traitement de la mydriase et de l'asthénopie par parésie accommodatrice résultant d'une paralysie de l'oculo-moteur, mais à la condition que le mal fût d'origine périphérique et non d'origine cérébrale, auquel cas il dit n'avoir obtenu aucun effet utile.

Dans certains cas de glaucome, où l'effacement de l'iris rendait toute iridectomie impraticable, de Graefe a utilisé avantageusement l'ésérine pour contracter la pupille.

Il est parvenu à vaincre certaines synéchies en alternant l'emploi de cet alcaloïde avec celui de l'atropine ; les alternatives de resserrement et de dilatation finissent par rompre des adhérences déjà établies.

Des hernies traumatiques de l'iris ont été aussi combattues avec succès par l'ésérine.

Enfin Wecker vient de proposer l'emploi réitéré du collyre d'ésérine à la suite de l'extraction de la cataracte faite d'après un procédé qui lui est propre,

HUITIÈME LEÇON

Suite de la thérapeutique des phlegmasies oculaires. — Morphine. Ses applications contre la douleur et contre l'inflammation. — Mode d'emploi. — Valeur des injections hypodermiques. Observations cliniques. — Scarifications de la conjonctive. — Péritomie ; ventouses et sangsues. — Péritomie et inoculation blennorrhagique.

Morphine.

Depuis quelques années, les injections hypodermiques de morphine (acétate et surtout chlorhydrate) tiennent une grande place dans le traitement des ophthalmies. Graefe a contribué plus que tout autre à l'emploi de ce mode de traitement. Nous allons passer en revue les maladies dans lesquelles il en recommande l'usage (1). Ce sont :

Les affections traumatiques de l'œil accompagnées de douleurs vives.

Les douleurs qui surviennent parfois à la suite des opérations.

Les ophthalmies qui se compliquent de névralgies ciliaires.

L'empoisonnement par l'atropine. Ces injections constituent le moyen le plus efficace et le plus rapide contre cet empoisonnement.

(1) *Archiv für Ophthalmologie*, t. **LIX**, et *Annales d'oculistique*, 1866, t. **LV**, p. 147.

Les névralgies et l'hyperesthésie de la rétine.

Enfin certaines contractures par action réflexe, comme le blépharospasme.

Graefe, se fondant sur sa vaste expérience, professe que la morphine calme beaucoup plus efficacement les névralgies que l'atropine et qu'il en est de même pour les contractures spasmodiques. Pour lui, les injections sous-cutanées d'atropine sont de très-peu d'utilité en ophthalmiatrie ; d'autant plus que, comme mydriatique, l'atropine devra être administrée de préférence en instillation dans le cul-de-sac conjonctival et non point en injections sous-cutanées.

L'emploi des injections hypodermiques de morphine, auquel nous avons très-souvent recours, nous a prouvé la justesse des remarques de de Graefe. Nous allons même plus loin que lui, et nous affirmons que la morphine agit non-seulement contre l'élément douleur, mais qu'elle combat aussi directement le processus inflammatoire. Les injections hypodermiques de morphine sont à la fois *antialgésiques et antiphlogistiques*.

Ce fait s'accorde avec ce que nous montre l'observation clinique touchant l'action exercée par les préparations d'opium sur le système vasculaire en général.

On sait en effet que la pâleur de la peau accompagne l'administration des préparations opiacées données à haute dose, tandis que la belladone produit au contraire une injection des muqueuses et de la face qui devient vultueuse.

D'autre part, tandis que la belladone dilate la pupille, l'opium la resserre ; ce qui permet de croire que l'action de l'opium sur les fibres circulaires de l'iris consiste dans une constriction du sphincter irien. La belladone produit comme on sait de l'excitation et du délire, alors que l'opium amène le sommeil. Il est bon de se rappeler que d'après certains physiologistes, le sommeil ne serait autre chose que l'anémie du cerveau. De tous ces faits, il est permis de conclure que l'action de l'opium et de la morphine se réduit au resserrement des capillaires sanguins, autrement dit à la décongestion des tissus, ce qui donnerait l'explication de son action éminemment antiphlogistique. Quelle que soit la théorie qu'on adopte à ce sujet, voici des faits cliniques qui démontrent d'une façon évidente l'action antiphlogistique de la morphine :

Une jeune fille scrofuleuse se présentait, il y a six ans, à l'hôpital Saint-Louis avec une double kératite vasculaire. La photophobie, le larmoiement, les douleurs ciliaires circumorbitaires, le blépharospasme, étaient tellement considérables que la malade restait nuit et jour dans son lit, la face contre son oreiller.

L'examen de la cornée n'a été possible qu'après anesthésie par le chloroforme. Nous avons vu des ulcérations multiples avec chute de l'épithélium : il y avait un réseau vasculaire généralisé profond. La cornée avait perdu sa transparence.

Pour faire cesser les douleurs et pour combattre le blépharospasme, nous prescrivîmes, pour le lendemain, une injection hypodermique de 1 centigramme de chlorhydrate de morphine à chaque tempe.

L'élève chargé de pratiquer l'injection injecta par mégarde le double de la dose prescrite. Il se produisit un empoisonnement caractérisé par la perte de connaissance, des syncopes répétées, le ralentissement du pouls et des battements du cœur. La malade avait du coma, des nausées, de l'insensibilité totale des téguments et du resserrement des pupilles.

Le lendemain matin, nous trouvâmes la malade calme mais profondément insensible aux excitations extérieures. Les yeux pouvaient être ouverts et examinés sans la moindre résistance. Elle ne répondait à aucune des questions qui lui étaient adressées. Nous prescrivîmes des sinapismes, une forte infusion de café noir, des frictions excitantes sur tout le corps et de plus une potion contenant 4 grammes d'acétate d'ammoniaque.

Quarante-huit heures après l'injection, la malade reprit connaissance, la sensibilité générale revint ; la photophobie et le spasme palpébral avaient complétement disparu.

De plus, l'injection périkératique avait beaucoup diminué, et au bout de six jours la malade s'est trouvée définitivement guérie d'une ophthalmie grave. Il ne restait plus, comme trace de son affection, qu'un léger néphélion superficiel au centre de la cornée.

Un fait analogue s'est passé dans le service de Soelberg Wells à l'hôpital de Middlesex. Nous en devons la relation à Freeman (1).

Le sujet est une femme de quarante-six ans, scrofuleuse, ayant une kératite panniforme avec granulations palpébrales. La photophobie est intense ; il y a du larmoiement, de la névralgie ciliaire et un blépharospasme excessif.

L'examen des yeux ne put être fait sans chloroforme. Pendant six semaines on eut recours sans résultat aux applications topiques de belladone et d'atropine.

Ayant remarqué que la compression digitale des deux

(1) Freeman, *Brit. med. Journal*, juin 1865.

nerfs frontaux externes à leur sortie du trou sus-orbitaire diminuait le spasme palpébral, Soelberg eut l'idée d'en faire la section sous-cutanée. Avant de pratiquer cette section, il fit deux injections hypodermiques de morphine au niveau du sourcil. Ces injections, d'un sixième de grain chacune, furent faites dans l'espace de quarante-huit heures. Elles eurent pour résultat de permettre à la malade d'entr'ouvrir les yeux. Grâce à une injection de morphine faite chaque soir, l'hyperesthésie diminua graduellement et, au bout de huit à dix jours, la malade lisait le numéro huit de l'échelle de Jæger.

Guidés par ces deux faits, nous avons employé nombre de fois les injections hypodermiques de morphine : nous nous en servons comme moyen curatif et même préventif de l'inflammation après les opérations et le résultat a toujours répondu à notre attente. L'emploi des injections hypodermiques de morphine dans le traitement des maladies des yeux a réalisé, selon nous, un véritable progrès.

Voulant savoir quelle était la part de l'action irritative locale de l'injection, nous avons, à l'exemple de M. Potain, injecté de l'eau pure. Nous avons constaté comme lui que l'injection aqueuse calme souvent la douleur, mais l'injection de morphine peut seule enrayer les troubles vasculo-nutritifs qui caractérisent les phlegmasies dans leur stade d'acuité. La morphine agit donc sur l'élément phlegmasie et sur l'élément douleur. Elle semble influencer d'une part les vaisseaux, de l'autre les nerfs. Il en résulte des modifications dans le cours du sang et dans les phénomènes d'osmose.

Depuis fort longtemps, la médecine a utilisé, dans le traitement des phlegmasies en général, les préparations d'opium administrées à l'intérieur. Les collyres à base de laudanum, le vin d'opium, ont été employés par les ophthalmologistes de tous les pays et surtout par les chirurgiens anglais.

Nous avons souvent substitué ces préparations d'opium aux injections hypodermiques de morphine. Toujours nous avons constaté la supériorité de ces dernières sur les doses d'opium prises à l'intérieur. Est-ce parce que dans un temps donné on introduit dans le torrent circulatoire une plugrande quantité d'alcaloïde ! ou bien devons-nous faire intervenir ici, ainsi qu'il ressort des expériences de Mitchel et Keen, la proximité du lieu d'application de l'agent médicamenteux, les injections étant ordinairement faites à la tempe ? Toutes ces hypothèses peuvent être soutenues. Un fait important résulte de la discussion précédente, à savoir : la supériorité incontestable des injections hypodermiques de morphine sur tous les autres modes d'administration de l'opium.

Le lieu d'application des injections peut varier suivant les cas. Toutefois nous donnons la préférence à la région de la tempe, d'après l'exemple de de Graefe. Si l'on a des raisons pour s'en écarter nous faisons l'injection au front ou au cou, afin de nous rapprocher le plus possible du siége du mal.

Nous nous servons habituellement pour nos injections de la solution suivante :

Eau distillée.	25 grammes.
Chlorhydrate de morphine . . .	0,50 centigr.

Dix gouttes de cette solution contiennent un centigramme de sel de morphine. C'est la dose ordinaire d'une injection. Il est rare que nous dépassions vingt gouttes. Dans ce cas, nous faisons deux injections de dix gouttes chacune, en deux endroits différents, par exemple à droite et à gauche. Cette précaution a pour but d'éviter la formation d'abcès dans le tissu cellulaire sous-cutané.

Il est rare que des quantités aussi minimes de chlorhydrate de morphine provoquent des vertiges et des nausées. Cependant ces accidents se produisent quelquefois chez certains individus prédisposés. Il suffit alors de diminuer la dose et d'injecter seulement cinq gouttes de la solution au lieu de dix gouttes.

Il nous paraît inutile d'insister sur les soins qu'on doit prendre dans la pratique de ces injections. Il est évident qu'il faudra éviter de pénétrer dans une veine ou de piquer les branches de l'artère temporale superficielle. L'instrument dont on se sert devra être très-propre et la solution de morphine fraîchement préparée.

On a proposé de remplacer les injections de morphine par des badigeonnages sur la tempe et sur le front avec la teinture d'iode morphinée. Warlomont (1) préconise la préparation suivante :

> Teinture d iode . . . . . . 4 grammes.
> Acétate de morphine. . . . - . 0,20 centigr.

Les effets antinévralgiques obtenus par ces badigeonnages sont de beaucoup inférieurs à ceux des injections hypodermiques de morphine. De plus, ils ont le grave inconvénient d'irriter la peau et de provoquer des éruptions eczémateuses chez les personnes qui y sont prédisposées.

(1) Warlomont. *Annales d'oculistique*, t. LXV, p. 31.

Saignées locales.

Les *saignées locales* sont également un des moyens les plus utiles et, à cause de cela, les plus fréquemment employés dans la thérapeutique des affections oculaires. Ces saignées peuvent être pratiquées sur l'œil lui-même ou bien dans son voisinage, à la tempe, au front, à l'apophyse mastoïde.

Parmi les saignées faites sur l'œil lui-même nous signalons :

1° Les *scarifications de la conjonctive,* qui doivent être très-voisines du bord de la cornée et autant que possible parallèles à ce bord. Elles sont surtout indiquées dans les cas de chémosis séreux ou vasculaire avec infiltration séro-albumineuse.

2° La *péritomie* ou *tonsure de la conjonctive* a été préconisée par Scarpa, Sanson, Fornari (1), Küchler et divers chirurgiens anglais. Elle peut être totale ou partielle. La première est employée contre les kératites vasculaires chroniques, panniformes, avec taies de la cornée. On a, de préférence, recours à la seconde lorsqu'il s'agit d'interrompre la circulation dans un ou plusieurs vaisseaux réunis en un faisceau qui s'avance plus ou moins vers le centre de la cornée.

Nous devons à la péritomie bien des cures heureuses. Nous nous rappelons, entre autres, l'histoire d'un malade atteint d'une double kératite panniforme avec opacité et

---

(1) Fornari, *De la tonsure conjonctivale et de son efficacité contre les lésions panniformes de la cornée.* Paris, 1862.

ectasie conique des deux cornées. Le trouble de la vue était tel que ce malheureux était incapable de se conduire. Cette affection, qui datait d'une dizaine d'années, était le résultat d'une ophthalmie granuleuse terminée par un trachoma des deux paupières. De concert avec notre regretté collègue Follin, nous fîmes à ce malade plusieurs péritomies successives qui furent suivies d'un succès si complet, qu'il lui était devenu possible de lire et d'écrire. Les heureux effets de la péritomie se font longtemps attendre, et ce n'est guère que deux ou quatre mois après que l'opération a été faite qu'on peut constater toute son efficacité. Nous avons cru devoir signaler ce détail afin qu'on ne se laisse pas aller à désespérer du résultat final, qui presque toujours est remarquablement favorable.

Ce résultat varie du reste suivant le cas. Il est excellent lorsque le pannus est peu épais et qu'il ne reste plus de grosses granulations fongueuses à la face postérieure des tarses. Mais, dans les cas plus graves, alors que le pannus est pour ainsi dire charnu, la péritomie échoue souvent, et c'est à l'inoculation purulente qu'il faut avoir recours. Lawson cite une observation qui montre d'une façon frappante l'efficacité plus grande de cette dernière méthode. Il s'agissait de deux yeux atteints de pannus. Sur le gauche, qui était le plus malade, on fit l'inoculation purulente, et sur le droit la péritomie. Les résultats de l'inoculation purulente furent si parfaits que le malade pouvait lire avec l'œil gauche les n° 6 et 2 de l'échelle de Jæger, tandis que de l'œil droit il avait peine à distinguer les doigts. Dans une autre communication, Lawson (1) conseille de joindre la syndectomie

(1) Lawson, *Ophthal. Hosp. reports*, t. **IV**, 1864, p. 182 à 189.

à l'inoculation purulente. Dans le but de diminuer les accidents inflammatoires, l'inoculation n'est pratiquée qu'après que l'œil est complétement guéri de l'opération de la péritomie.

Il est nécessaire, en exécutant cette opération, d'exciser les parties de la conjonctive les plus voisines de la cornée, sans quoi on court le risque d'enlever de trop larges lambeaux conjonctivaux et d'augmenter la *sténose* conjonctivale qui n'est déjà que trop prononcée dans les cas où l'opération est indiquée.

Les instruments nécessaires pour faire la tonsure conjonctivale sont une pince à griffes et des ciseaux courbes à strabisme. Cette opération étant assez douloureuse, il sera bon d'anesthésier le malade.

Les vaisseaux nouveaux qu'il s'agit de dégorger et de détruire se trouvant situés profondément sous l'épisclère, il ne suffit pas d'exciser la conjonctive ; il faut encore sectionner le tissu cellulaire sous-conjonctival et l'épisclère et ne s'arrêter que devant la sclérotique qu'on doit mettre à nu.

On a proposé, pour être tout à fait sûr de détruire les vaisseaux, de cautériser la surface saignante résultant de la péritomie avec un pinceau légèrement imbibé d'une solution de perchlorure de fer à 36° ou d'une solution de nitrate d'argent. Cette opération complémentaire nous a toujours paru utile. Nous devons toutefois signaler quatre cas publiés par Bader (1), dans lesquels la cautérisation avec le nitrate d'argent fut suivie d'accidents sérieux. Dans le premier, il y eut un abcès de l'iris ; dans le second une eschare de la

(1) *Ophth. Hosp. reports*, t. IV.

sclérotique ; dans le troisième un abcès de la cornée, et dans le quatrième une inflammation intense de la cornée et de la sclérotique. Dans vingt autres cas, Bader pratiqua la péritomie seule, sans la faire suivre d'une cautérisation complémentaire, et n'observa aucun accident consécutif.

De Graefe conseille l'application directe des sangsues sur les paupières dans les cas d'ophthalmie diphthéritique avec chémosis et gonflement énorme de ces voiles membraneux.

On a bien rarement recours à cette méthode et l'on préfère appliquer les sangsues à la tempe et autour de l'orbite.

Du reste, les sangsues elles-mêmes sont beaucoup moins employées depuis que nous avons à notre disposition la ventouse Heurteloup. Celle-ci, devenue d'un usage journalier dans les hôpitaux et les dispensaires d'ophthalmalogie, remplace avantageusement les sangsues.

Les ventouses Heurteloup s'appliquent au nombre de une ou deux à la fois à la tempe, et l'on peut en renouveler l'usage aussi souvent qu'on le juge utile. Une condition indispensable de succès consiste à faire à la peau une entaille suffisamment profonde et à ne pas trop appuyer sur le corps de pompe au moment où on l'on fait le vide, sans quoi l'arrivée du sang dans les vaisseaux cutanés de la région se trouve gênée et l'on n'obtient qu'une saignée tout à fait insuffisante.

Ce n'est pas simplement par déplétion sanguine que la saignée locale (sangsues ou ventouses) paraît agir, mais aussi et surtout par dérivation : il serait difficile autrement d'expliquer la supériorité des saignées locales sur la saignée générale dans des cas d'ophthalmie grave et profonde.

Nous attirons l'attention sur un fait d'une importance pratique capitale et dont nous avons eu l'occasion de vérifier l'exactitude dans un nombre considérable de cas. Ce fait consiste dans l'efficacité très-grande des saignées locales contre les douleurs ciliaires extrêmement vives, qui surviennent dans le cours des ophthalmies graves ou consécutivement aux blessures de l'œil. Ces douleurs sont complétement et promptement apaisées par l'application de ventouses ou de sangsues, tandis que les injections narcotiques hypodermiques restent absolument sans effet. Aussi, depuis plusieurs années, nous ne manquons jamais d'y avoir recours aussitôt que l'insuffisance des injections hypodermiques de morphine nous est démontrée.

NEUVIÈME LEÇON

Suite et fin de la thérapeutique des phegmasies oculaires. — *Paracentése* de la cornée ; ses effets thérapeutiques et influence qu'elle exerce sur la réfraction. — Iridectomie comme moyen antiphiogistique. — De la méthode *révulsive* ; vésicatoires, injections caustiques substitutives, séton. — Des applications humides ; chaud et froid. Effet et mode d'emploi des compresses.

Paracentèse de la cornée.

Dans certains cas les injections narcotiques et les saignées locales ne parviennent ni à apaiser les douleurs ni à diminuer l'acuité des manifestations phlegmasiques. Il faut alors avoir recours à la ponction de la chambre antérieure ou paracentèse de la cornée, dans le but d'évacuer l'humeur aqueuse. On pratique ainsi une espèce de saignée séreuse, dont l'utilité et l'innocuité ont été surabondamment démontrées, depuis que Wardrop a le premier recommandé cette opération en 1808. Nous avons eu fréquemment l'occasion de constater toute l'efficacité de cette opération et nous pourrions citer un très-grand nombre d'observations à l'appui. Nous nous rappelons particulièrement l'histoire d'un malade de notre service, atteint d'irido-cyclite suraiguë, d'origine syphilitique, chez lequel des applications réitérées de ventouses et des injections hypodermiques de morphine n'avaient pu réussir à apaiser les douleurs circumorbitaires, ni à diminuer les accidents phlegmasiques : une seule ponction de la chambre antérieure a suffi pour ramener le calme, et dès le lendemain l'ophthalmie était en pleine résolution.

D'après Abadie (1) la paracentèse de la chambre antérieure est formellement indiquée, lorsqu'on rencontre les symptômes suivants :

Disproportion des troubles fonctionnels et des lésions anatomiques ; augmentation de profondeur de la chambre antérieure ; ténacité des douleurs, qui ne cèdent pas à l'action des narcotiques ; enfin, résistance anormale de l'iris à l'action des mydriatiques. L'expérience ultérieure démontrera seule quel est, parmi ces signes, celui qui offre une valeur réellement pathognomonique. En attendant, et d'une façon générale, nous pouvons avancer, sans crainte de nous tromper, que la paracentèse est surtout indiquée toutes les fois qu'il y a augmentation de la tension intra-oculaire. Williams, de Cincinnati (1), se déclare grand partisan de la paracentèse de la cornée qu'il considère comme étant un moyen de traitement particulièrement excellent dans deux sortes d'affections, à savoir : les ulcérations de la cornée accompagnées de grandes souffrances avec ou sans hypopyon, et les iritis ou irido-cyclites. Il renouvelle la ponction une ou deux fois par jour et, en général, autant de fois que l'indication se présente. Il se guide, à ce sujet, sur la douleur et l'excès de tension de l'œil. Il fait observer que l'action spéciale de l'atropine et ses effets curatifs bénéficient notablement aussi dé cette petite opération, qu'il pratique à l'aide d'une aiguille large, très-acérée, montée sur un manche muni d'un stylet à son autre extrémité.

(1) *Gazette des hôpitaux*, 1864, n° 19.
(2) *Transactions of the american medical association*, 1866.

Ce chirurgien trouve l'aiguille de Desmarres trop volumineuse, difficile à introduire et donnant lieu à plus de douleur que la sienne.

L'auteur cite plusieurs observations de guérison prompte d'iritis, avec ou sans cyclite, ayant résisté aux autres modes de traitement. Par contre, il repousse la paracentèse, lorsqu'il s'agit de glaucome, de scléro-choroïdite postérieure avec myopie, de rétinite, de choroïdite et de cataracte commençante. Il lui paraît même qu'il faut se garder d'encourager l'essai de cette opération qui peut se compliquer d'accidents graves tels qu'hémorrhagie avec décollement de la rétine et destruction de l'humeur vitrée en cas de scléro-choroïdite.

La ponction de la chambre antérieure se pratique, ainsi que nous l'avons déjà dit, à l'aide de l'aiguille à paracentèse ou bien au moyen de la pique triangulaire. Lorsque la cornée est épaissie, ce dernier instrument nous paraît préférable.

Le lieu de la ponction varie suivant les cas ; il faut éviter, autant que possible, de se rapprocher du centre de la cornée, et il est préférable de choisir la partie la plus déclive de la chambre antérieure, si surtout on se propose d'évacuer en même temps que l'humeur aqueuse de la lymphe, du pus ou du sang.

L'instrument devra être introduit obliquement à travers les lames de la cornée, puis, aussitôt qu'il a pénétré dans la chambre antérieure, être dirigé plus ou moins parallèlement au plan de l'iris ; si l'on néglige de se conformer à ce précepte, on court le risque de blesser le cristallin et de provoquer au moment de la sortie de l'humeur aqueuse, un enclavement de l'iris. Ce dernier accident serait d'autant plus à craindre que la ponction siégerait plus près de la circonférence de la cornée. Il est plus prudent, une fois la ponction faite, de retirer brusquement l'aiguille, puis de vider la chambre antérieure en déprimant, à l'aide d'un stylet mousse, la lèvre périphérique de la petite plaie cornéale. L'évacuation de l'humeur aqueuse est toujours suivie d'une douleur vive, bien que momentanée. Il sera bon d'en avertir le malade afin de ne pas lui laisser croire qu'on lui a crevé l'œil, ce que plusieurs opérés, effrayés par la douleur vive, accompagnée d'un écoulement de liquide sur la joue, ne manquent pas de crier tout haut. Après l'opération on appliquera sur l'œil un bandage légèrement compressif.

Les effets optiques de la paracentèse ont été étudiés par de Graefe et Manfredi, qui constatèrent après l'évacuation de l'humeur aqueuse une augmentation de la réfraction statique de l'œil. On sait, en effet, que la profondeur de la chambre antérieure est de 4 millimètres ; d'où il suit que le cristallin ne peut venir jusqu'au contact de la face postérieure de la cornée sans que le point nodal postérieur k'', ou centre optique de l'œil, se trouve transporté en avant de la même quantité. Le calcul fait voir que dans ces conditions la réfraction doit se trouver augmentée d'une quantité égale à R 1/6e. Reymond (1) ayant répété ces expériences, a trouvé une nouvelle cause de l'augmentation de la réfraction. C'est ainsi qu'en ponctionnant des yeux aphakiques, c'est-à-dire privés de leur cristallin à la suite d'une opération, il a constaté que R montait de 1/36e à 1/24e ; ce qu'il explique par un petit allongement de l'axe antéro-postérieur de l'œil résultant de l'exagération de courbure de la cornée. Si l'on ajoute cette nouvelle quan-

____

(1) Reymond. *Annali di oftalmologia.* Turin, 1874.

tité de réfraction, R 1/24ᵉ à $+$ R 1/6ᵉ, on arrive à un total de R 1/4,8 qui représente l'effet dioptrique total de la paracentèse de l'œil.

Tel n'est pourtant pas le résultat expérimental, et d'après les recherches de Reymond, R ne dépasse pas à la suite de la paracentèse $+$ 1/20ᵉ.

La cause de cette différence entre le calcul et l'expérimentation directe réside, ainsi que le pense l'auteur italien, dans l'aplatissement du cristallin. Cet aplatissement résulte nécessairement du tiraillement que subit la zonule de Zinn pendant le mouvement de translation du cristallin vers la cornée.

Reymond ne s'est point arrêté à ce résultat et a voulu mesurer la rapidité de reproduction de l'humeur aqueuse, ce qui lui était facile en constatant au bout de combien de temps R baissait pour revenir à son niveau normal. L'expérimentateur italien a trouvé qu'il fallait trois heures pour que ce résultat se produise, preuve que la reproduction de l'humeur aqueuse, tout en étant très-rapide, n'est pourtant pas instantanée comme on le professe généralement.

Iridectomie. — Nous ne parlerons point ici de l'iridectomie, quoiqu'elle soit un moyen antiphlogistique puissant et dont l'action est surtout favorable lorsqu'il s'agit de combattre une phlegmasie profonde de l'œil accompagnée d'un certain degré d'hypertonie. Ce sujet est trop important pour être traité d'une façon incidente, et il trouvera mieux sa place lorsque nous étudierons les affections inflammatoires de la cornée, de l'iris et de la choroïde, et surtout lorsque nous ferons l'histoire du glaucome. Nous voulons seulement dire ici que l'influence de l'iridectomie sur la circulation et les sécrétions des liquides intrabulbaires est plus grande et bien plus persistante que celle de la simple ponction de la chambre antérieure.

Nous ne ferons également que mentionner la *section du muscle ciliaire* et la *ponction de la sclérotique* en plein corps vitré, nous réservant d'en parler plus tard, à propos de certaines phlegmasies oculaires en particulier. Il suffit de savoir quant à présent que ces deux moyens sont beaucoup moins employés que la *paracentèse de la cornée* et que l'iridectotomie.

Des moyens révulsifs. Révulsifs cutanés. — Il fut un temps où les révulsifs cutanés (vésicatoires, cautères, moxas, sétons, cautère actuel) étaient fréquemment employés pour combattre les ophthalmies. On s'en sert beaucoup moins aujourd'hui, et non sans raison, car l'expérience a démontré que la plupart du temps ces moyens sont tout à fait inefficaces. Il faut toutefois faire une exception pour les petits vésicatoires volants souvent répétés et qu'on applique de préférence au pourtour de l'orbite ou derrière l'oreille, au niveau de l'apophyse mastoïde. De même que dans les névralgies, ces vésicatoires agissent ici directement sur l'élément douleur, et nous avons vu précédemment quel rôle important celle-ci joue dans la marche de la phlegmasie.

Injections parenchymateuses substitutives. — Il ne serait pas non plus inopportun, dans certains cas de phlegmasies profondes et rebelles aux autres moyens de traitement d'avoir recours à des injections caustiques substitutives faites à la tempe, derrière l'oreille ou même à la nuque. Nous citerons, à ce sujet, une observation qui est d'un bon augure pour l'emploi de cette méthode dont la thérapeutique est redevable à Luton.

Il y a huit ans, un malade adulte se présentait dans notre service à l'hôpital du Midi avec une violente iridocyclite, d'origine syphilitique compliquée d'onyx avec ulcération profonde de la partie inférieure de la cornée. Cette affection avait résisté au traitement qu'on emploie d'ordinaire en pareil cas : mercure, iodure de potassium, instillations d'atropine, sangsues, vésicatoires. Le malade, en proie à des douleurs circumorbitaires violentes, subissait chaque jour à la région temporale un injection hypodermique de morphine, qui le calmait momentanément. Un jour, au plus fort de l'attaque, l'infirmier avait chargé par mégarde la petite seringue de Pravaz, dont je me servais habituellement, d'une solution de nitrate d'argent au trentième : celle-ci fut ainsi portée dans le tissu cellulaire de la tempe droite, du côté de l'œil qui était le plus malade. Cette injection fût suivie d'une douleur vive, puis de la formation d'un abcès qui s'ouvrit au dehors, en laissant sortir un bourbillon du volume d'une grosse noisette, dans lequel nous avons reconnu sans peine non-seulement du tissu cellulaire sphacélé, mais aussi des lambeaux détachés de l'aponévrose temporale. Tous ces accidents se sont succédé très-rapidement, et ont duré environ une semaine. Au bout de ce temps, toute trace de phlegmasie irido-choroïdienne avait disparu, et l'œil avait recouvré son acuité normale.

Séton. — Nous signalerons comme ayant une action analogue le *séton filiforme* de Critchett, fait avec un fil de soie tordu et que l'auteur anglais dit avoir employé avec succès dans le traitement des ophthalmies chroniques. Pour éviter toute difformité apparente, Critchett applique son séton à la partie supérieure de la région temporale habituellement recouverte par les cheveux. Gaucher préconise égalemeut l'usage du séton dans les termes suivants : « On fait un pli à la peau de la région temporale et l'on en traverse la base par un fil double; ce séton, long de 3 centimètres environ, est pansé chaque jour. » Il le recommande surtout contre les kératites ulcéreuses.

Un dernier mode de traitement que nous tenons à mentionner ici consiste dans l'emploi de l'eau, chaude ou froide, sous des formes diverses : irrigations, fomentations, douches simples et pulvérisées, cataplasmes, et surtout *compresses humides*.

D'ailleurs on peut ajouter à l'eau des agents médicamenteux, végétaux ou minéraux. On peut aussi se servir de certaines eaux minérales naturelles, telles que les eaux alcalines ou légèrement sulfureuses, ou, mieux encore, des eaux contenant du cuivre, telles que les eaux de Saint-Christau, dans les Basses-Pyrénées.—Voyez, au sujet de ces dernières eaux, le travail recommandable du docteur Tillot (2). Je ne parle pas ici de la glace, dont l'usage est toujours difficile à diriger dans les établissements hospitaliers ; aussi nous lui préférons les applications liquides. Toutefois, lorsque la surveillance est possible, et en particulier dans la pratique de la ville, un petit sac imperméable rempli de glace et appliqué en permanence sur l'œil nous a rendu les meilleurs services dans certains cas de trauma-

(1) *Gaz. méd*, *de l'Algérie*, 1870, p. 115.
(2) E. Tillot, *Bullet. de thérapeut.*, avril 1865, et *Annales de la société d'hydrologie*, 1866.

tisme accidentel ou opératoire, pour prévenir et combattre l'inflammation suppurative.

Déjà, au siècle dernier, les compresses humides et les cataplasmes avaient joui d'une certaine faveur. C'est ainsi que Gmelin, en 1742, dans sa dissertation *De hypopio* (Tübingue), recommande avec insistance, pour faire résorber le pus, d'employer pendant plusieurs heures dans la journée des compresses aromatisées chaudes, qu'on remplace la nuit, pour plus de commodité, par des cataplasmes. Gmelin en donne plusieurs formules, parmi lesquelles il y en a où l'on voit figurer comme principal ingrédient la pulpe d'une pomme rôtie. Dans la même année, Bilger, puis Gifftheil, soutinrent la même thèse. En 1772, Janin (1) insistait de son côté sur les excellents effets des fomentations chaudes dans l'hypopyon.

L'importance de la température des applications humides sur l'œil n'avait pas échappé non plus à l'attention des médecins du XVIII° siècle. Gmelin, en parlant du mode d'emploi des compresses, dit : « Admoveantur palpebris clausis, eo caloris gradu quem æger facile ferat. » On ne saurait certes mieux dire aujourd'hui.

Cette méthode de traitement par les compresses humides et les cataplasmes, délaissée depuis, a été reprise et fortement préconisée, il y a quelques années à peine, par de Graefe, Jacobson, Sæmisch et d'autres. Nous lui devons, pour notre compte, plusieurs succès dans le traitement de certaines phlegmasies cornéales et de divers traumatismes du globe oculaire, soit accidentels, soit opératoires.

____

(1) Janin, *Mem. et observ.* Lyon et Paris, 1772, p. 405.

R. Carter (1) expose en détail le mode d'emploi des compresses, chaudes ou froides, en se fondant principalement sur la pratique de Graefe. Nous extrayons du travail de cet auteur les quelques lignes qui suivent :

« Les applications locales humides agissent par leur température principalement sur les parties antérieures du globe oculaire; aussi est-ce dans les affections inflammatoires de la cornée et de la conjonctive qu'elles conviennent le mieux.

« L'effet du *chaud humide* sera de dilater les vaisseaux et d'y développer une hyperémie plus ou moins active, avec toutes ses conséquences secondaires, tandis que le froid produira des effets exactement inverses. Il suit de là que c'est sur l'importance de l'élément vasculaire dans ces maladies que nous devrons nous guider pour recommander l'emploi de compresses chaudes ou froides. »

Carter examine les cas où von Graefe s'était servi avec avantage de la chaleur humide. Il cite en premier lieu un genre de kératite que le professeur de Berlin avait appelé « *infiltration purulente passive* », maladie qui affecte les enfants âgés de moins de huit ans : il s'est bien trouvé, dans le traitement de cette affection de l'emploi de cataplasmes de camomille, dont il a élevé la température à 32°, 35° et jusqu'à 40° centigr., posant comme règle que, plus la marche de la maladie semble passive, plus il faut élever la température des applications humides. Celles-ci, en outre, doivent être changées toutes les cinq minutes et suspendues quinze minutes par heure. Une fois la démarcation inflammatoire nettement établie, la température des fomentations

(1) *The ophthalmic Review*, 1856, p. 126-136, et *Ann. d'oculist.*, t. LIV, p. 264-270.

devra être abaissée et l'intervalle des suspensions prolongé,
sous peine de provoquer une réaction par trop vive. L'origine traumatique du mal ne contre-indique pas l'emploi des
compresses chaudes, surtout s'il y a complication d'hypopyon.

Les ulcères par abrasion, sans opacité de la cornée, qui se
présentent à l'éclairage oblique sous l'aspect de facettes
non vasculaires, se trouvent avantageusement influencés par
les applications de la chaleur humide.

Il en est de même de l'infiltration cornéenne accompagnée d'une légère injection périkératique avec douleur
intense, rebelle au traitement antiphlogistique et qui ne cède
qu'au bout de quelques jours, à la suite de l'apparition d'une
pustule sur la cornée. Cette forme de kératite se montre
d'habitude après des blessures ou des opérations qui ont intéressé la cornée. Du reste, il ne faudrait pas se servir in-
distinctement des compresses chaudes en pareil cas : il ne
faut y recourir que lorsque les sangsues et les applications
froides n'ont apporté aucun soulagement à la douleur et
qu'un point très-limité de la cornée prend une couleur
jaunâtre.

L'excessive sensibilité au toucher du point malade est un
indice presque assuré que la suppuration va y apparaître,
auquel cas il ne faut pas craindre d'employer les fomentations
chaudes, en vue d'améliorer et de circonscrire le travail
suppuratif inévitable. — Douze à quatorze heures d'application suffisent en général pour amener une amélioration sensible et pour faire cesser la douleur.

Lorsque, chez des malades âgés ou faibles, on observe
dix-huit ou vingt-quatre heures après l'extraction de la

cataracte un gonflement considérable de la paupière supérieure avec exagération de la sécrétion conjonctivale et absence complète de douleur et de chaleur, on peut conclure que l'œil est menacé d'une destruction de nature asthénique. C'est alors qu'il est indiqué d'avoir recours aux compresses chaudes.

La présence d'une fistule constitue une contre-indication à l'emploi de la chaleur humide : celle-ci pourrait provoquer la transsudation de l'humeur aqueuse et relâcher les lèvres de la perforation.

Dans maintes formes de kératite chronique avec opacités, dans le pannus à marche chronique avec ou sans granulations palpébrales, les compresses sont indiquées, toutes les fois qu'on se propose de développer, dans un but thérapeutique, une inflammation aiguë substitutive. Von Graefe considère l'application de la chaleur humide comme étant toujours défavorable dans l'ophthalmie purulente diphthéritique. Toutefois Berlin (1) rapporte un cas où les cataplasmes chauds ont rendu le meilleur service en amenant la cicatrisation d'un large ulcère de la cornée qui avait compliqué une violente atteinte de conjonctivite diphthéritique, qu'on avait combattue pendant les huit premiers jours, par des compresses glacées, les scarifications, et le nitrate d'argent en solution.

L'application *du froid* est soumise à des règles qui toutes se réduisent, en somme, à *prévenir* et à *combattre* une inflammation par trop vive. Ainsi le froid est indiqué dans la période du début de la réaction consécutive aux blessures,

<hr>

(1) Berlin. *Klinische Monatsblätter für Augenheilkunde*, 1864.

dans la période aiguë d'une ophthalmie purulente ou diphthéritique, etc.

Les compresses glacées exigent dans leur application une surveillance très-grande et sont manifestement contre-indiquées après l'extraction à lambeau chez les personnes affaiblies; il y aurait, en effet, à craindre une mortification destructive de la cornée, dont de Graefe a toujours su se rendre maître en se servant de compresses chaudes. Une pareille surveillance étant toujours, ainsi que nous l'avons déjà dit, difficile à réaliser dans les hôpitaux, nous ne prescrirons qu'avec la plus grande circonspection les applications glacées aux malades de notre service hospitalier. La température et la durée d'application du froid ne comportent pas de règles précises et doivent être déterminées d'après les sensations éprouvées par le malade.

Une simple compresse fine, trempée *toutes les dix minutes* dans l'eau froide et bien exprimée, constitue, suivant nous, le meilleur mode d'application, et nous ne saurions en aucune façon approuver l'usage de l'irrigation continue, comme l'avait conseillée Laurence (1).

La façon dont nous appliquons les compresses chaudes est tout aussi simple. Un carré de flanelle recouvert du côté correspondant à l'œil d'une pièce en toile fine, est préalablement trempé dans l'eau ou l'infusion chaude, puis exprimé légèrement et immédiatement appliqué sur l'œil. Pour éviter le desséchement et pour maintenir la compresse à un degré constant de température, il suffit de recouvrir le tout avec un morceau de taffetas gommé dépassant en tout sens le

(1) *Bristish medical journal*, 1863.

linge et la flanelle. C'est un moyen infiniment plus simple et moins coûteux que les appareils *vaporisateurs* à l'instar de celui qui a été imaginé par J. Laurenco (de Bahia) (1).

C'est particulièrement dans le traitement de l'hypopyon et des ulcères atoniques avec nébulosité cornéale persistante que les compresses chaudes nous ont rendu les meilleurs services, à condition toutefois d'avoir pris le soin d'en cesser l'usage, aussitôt que la cornée se trouvait vivement vascularisée.

Ici se terminent les généralités que nous nous proposions de consacrer aux phlegmasies de l'œil, considérées dans leur ensemble. Forts de ces notions, nous allons aborder l'étude de chacune d'elles en particulier, en commençant par celles dont la cornée est le siége. C'est là un sujet éminemment pratique et qui, par son côté anatomo-pathologique, inté-resse au plus haut point tout médecin désireux de s'initier aux phénomènes intimes de l'inflammation.

(1) *Journal d'ophthalmologie de Paris*, 1872.

DIXIÈME LEÇON

Anatomie de la cornée. — Les trois couches qui la composent. — Vaisseaux séreux et sanguins. — Canaux lymphatiques, nerfs.

Grâce à sa transparence, la cornée est le terrain sur lequel se sont le plus exercés les anatomo-pathologistes qui étudiaient l'inflammation. On peut dire que cette membrane a été en quelque sorte le substratum des diverses théories de l'inflammation qui ont régné dans la science.

Considérée quant à sa structure, on doit lui décrire trois couches différentes : 1° Un épithélium ; 2° une substance propre ; 3° la membrane dite de Demours ou de Descemet qui est elle-même pourvue d'un endothélium.

I. *Substance propre ou couche moyenne.* — Cette substance à l'état frais est transparente et hyaline ; mais si on l'examine après macération on y remarque des corpuscules qui ont une configuration spéciale. His le premier les a découverts et il les a appelés corpuscules de la cornée. Ils deviennent très-évidents par l'acide acétique et le sont encore plus si on a recours aux imprégnations au nitrate d'argent de Recklinghausen. Le chlorure d'or a, lui aussi, été emplové avec succès pour démontrer leur existence. Lehert (1) grâce

(1) Lebert. *Klinische Monatsblätter für Augenheilkunde*, 1865-66.

à son procédé (injection par tube lymphatique de teinture de sang dragon dissoute dans l'essence de térébenthine faite sous une faible pression, six à dix centimètres de colonne mercurielle), est arrivé à cette conclusion que ces corpuscules n'étaient autre chose que les lymphatiques de la cornée.

Un fait important à connaître est le suivant : Les corpuscules sont plus abondants vers les deux faces et la périphérie de la cornée que partout ailleurs. Ces corpuscules s'anastomosent les uns avec les autres, non-seulement dans la couche où ils se trouvent, mais quelquefois aussi dans les couches voisines. Il est vrai que ce dernier fait est l'exception. L'anastomose n'a lieu généralement que dans une seule couche. Aussi, si on fait bouillir la cornée, la voit-on se fendiller en écailles distinctes, ce qui a fait admettre l'existence de véritables lames cornéennes. Cette tendance au fendillement se retrouve encore dans certains cas pathologiques.

Quelle est la nature de ces corpuscules de la cornée? Pour His et Manz, ce sont des corpuscules plasmatiques analogues à ceux qu'on rencontre dans le tissu lamineux.

Pour Recklinghausen, Arnold, Lebert, c'est un système à paroi propre et nous avons vu que ce dernier anatomiste va même plus loin et affirme que ces corpuscules sont une dépendance du système lymphatique de la conjonctive.

Reste enfin une dernière opinion aujourd'hui sans crédit, opinion qui est la négation de toutes les autres, et qui consiste à regarder les faits précédents comme des produits artificiels des réactifs dont on s'est servi.

Ajoutons enfin pour en finir avec cette couche, que si on la fait bouillir on obtient une substance spéciale : la *chondrine* qui est propre au tissu cartilagineux. C'est là un argument chimique qui a bien sa valeur et semble démontrer que cette couche est autre chose que du tissu cellulaire. On sait que la coction de ce dernier et de la sclérotique produit de la gélatine.

II. *Couche antérieure.* — L'épithélium qui la compose est pavimenteux stratifié. Son épaisseur, qui est plus marquée à la périphérie qu'au centre, varie entre $0^{mm},05$ et $0^{mm},10$ (Schalygen) (1). De plus il doit être divisé en trois couches : l'une superficielle formée d'écailles épidermiques ; l'autre moyenne abondante et à cellules rondes ; la 3me enfin, qui es la couche profonde, est composée de cellules allongées et perpendiculaires.

L'eau tiède gonfle cet épithélium ; l'acide acétique rend plus apparent le noyau des cellules qui le composent. La potasse le désagrége, l'acide chromique le durcit. Après l'irritation de la cornée par un caustique, les cellules se gonflent, les noyaux se subdivisent ainsi que la cellule qui se segmente généralement en deux, plus rarement en trois ou quatre nouvelles cellules. Il y a donc multiplication par sisciparité.

Sous cet épithélium on trouve une couche d'aspect uniformément hyalin, anhiste et élastique. Son épaisseur n'est que de 5 à 10 millièmes de millimètre. D'après Arnold, elle ne serait autre chose que la continuation du chorion de la conjonctive bulbaire ou basement membrane. Manz dit avoir vu cette membrane se dissocier vers la circonférence de la cornée en fibrilles qui se perdent dans le tissu lamineux de la conjonctive.

(1) Schalygen de Saint-Pétersbourg. *Archiv. f. Opth.*, t. XII, p. 83-94.

Cette membrane est désignée sous le nom de membrane de Bowman, ou, lame élastique antérieure de la cornée. Elle est le support de l'épithélium. Par sa face profonde elle se confond intimement avec la substance propre de la cornée.

III. *Couche postérieure.*—C'est la membrane de Demours ou de Descemet appelée aussi lame élastique postérieure. Son épaisseur est de 1 à 2 centièmes de millimètre. Elle est hyaline, transparente anhiste, s'épaissit vers le bord de la cornée et là se transforme en fibrilles qui s'anastamosent en formant des mailles et se divisent en deux couches : L'une plus profonde se réfléchit en rayonnant sur la partie périphérique de l'iris. Sa disposition en dents de peigne lui a valu le nom de ligament *pectiné iridien*. L'autre, plus superficielle, s'identifie avec la paroi postérieure du canal de Schlemm, et se confond avec ce qu'on est convenu d'appeler l'anneau tendineux de Döllinger.

Il est important de savoir que si on vient à détacher cette membrane elle se recroqueville du côté de la cornée. Du reste elle possède toutes les propriétés des membranes vitreuses. Elle est fragile en même temps qu'élastique, et sa transparence ne peut être altérée par aucun réactif. Par suite d'une altération sénile, elle devient quelquefois le siége d'excroissances verruqueuses que nous avons déjà signalées dans la première leçon à propos des membranes vitreuses en général.

D'ailleurs elle est aussi tapissée par un endothélium qui est composé d'une seule couche de cellules pavimenteuses hexagonales. Elles sont pourvues d'un noyau à leur centre ; tout autour, le contenu de la cellule est transparent. L'épithélium cesse de former une couche continue au niveau du ligament pectiné. Les cellules deviennent rondes fusiformes. On en trouve qui sont dispersées çà et là jusqu'à la périphérie de la face antérieure de l'iris. Les expériences de Lebert nous ont montré que cet épithélium empêchait les liquides de l'œil de filtrer à travers la cornée.

Le canal de Schlemm dont il a été question plus haut, se trouve à la jonction de la sclérotique et de la cornée. Il a été décrit pour la première fois par Albinus. Sur une coupe perpendiculaire il se présente sous forme d'une fente ovalaire souvent très-étroite, dépourvue d'épithélium pariétal. On l'a considéré comme un sinus veineux. D'après Rouget (1) et Lebert, ce ne serait pas un sinus veineux, mais bien un plexus veineux tout à fait indépendant des veines choroïdiennes. Ce plexus recevrait des veinules revenant du muscle ciliaire et enverrait au dehors de l'œil de nombreux vaisseaux qui se rendent dans les veines ciliaires antérieures. On sait que ces derniers rampent sous l'épisclère.

Les *vaisseaux* de la cornée offrent une disposition importante à connaître.

Les vaisseaux séreux dont on a supposé l'existence dans la cornée ne sont plus admis aujourd'hui, surtout depuis qu'on s'est bien rendu compte de la circulation du plasma dans les canalicules corpusculaires de cette membrane, canalicules que Lebert considère encore, jusqu'à preuve du contraire, comme de véritables réseaux lymphatiques. His en démontrant avec quelle rapidité les vaisseaux sanguins de nouvelle formation se développaient dans la cornée aux dépens de

---

1) Rouget. *Journal de physiologie*, 1856

ces corpuscules anastomosés entre eux, a également contribué à faire rejeter l'existence de ces vaisseaux séreux. De plus, Conheim a fait voir qu'on pouvait facilement suivre la marche des leucocytes sortis par diapédèse des vaisseaux sanguins périkératiques dans les cas où la cornée était enflammée.

Les vaisseaux sanguins de la cornée ne sont pas conjonctivaux, mais sous-conjonctivaux ils rampent dans l'épisclère. A l'œil nu, ils se présentent sous forme de vaisseaux très-fins rectilignes paraissant carminés et bleuâtres. Avec la loupe, on constate qu'ils forment tout autour de la cornée une série d'arcades anastomotiques très-fines qui, à l'état normal, ne s'avancent pas au delà de la limite conjonctivo-cornéale. Dans les kératites, ces vaisseaux gagnent de proche en proche de la périphérie vers le centre, en formant une succession de nouvelles arcades anastomotiques. Ce ne sont point des vaisseaux rectilignes qui s'avancent vers le centre de la cornée, comme on pourrait le croire si on se contentait d'un examen à l'œil nu, mais bien un réseau anastomotique très-fin.

Bien autre est la disposition des vaisseaux conjonctivaux qui sont plus superficiels, gros et tortueux, et qui laissent entre eux des mailles volumineuses, faciles à déplacer à l'aide du stylet.

Cette distinction des deux ordres de vaisseaux a une très-grande importance en clinique, attendu que dans les kératites, les iritis, les choroïdites et les rétinites, l'injection périkéralique est un indice certain de l'altération des parties profondes de l'œil, tandis que les conjonctivites exemptes de complications, se caractérisent seulement par le développement de la vascularisation superficielle.

Aujourd'hui nul n'ignore qu'il existe des *nerfs* dans la cornée. Nous avons déjà parlé de leur origine anatomique et de leur physiologie. Il ne nous reste plus qu'à décrire leur mode de distribution.

Ces nerfs sont d'ailleurs fort nombreux, et on en a compté jusqu'à trente. En arrivant au niveau de la cornée, ces nerfs perdent leur myéline, se subdivisent dichotomiquement, et finissent par former un réseau très-riche immédiatement sous-jacent à la membrane de Bowman. D'après Conheim, des filaments très-ténus partiraient de ce réseau, et, après avoir traversé la membrane élastique antérieure, viendraient se terminer dans la couche épithéliale.

Cette disposition très-superficielle du réseau nerveux permet de se rendre compte de la photophobie et des douleurs ciliaires parfois si intenses, provoquées par un simple phlycténule ou par un petit grain de poussière fixé dans la cornée.

ONZIÈME LEÇON

Physiologie pathologique de l'inflammation de la cornée en général. — Expériences. — Des lésions de nutrition propres à la kératite. — Origine des leucocytes. — Vascularisation de la cornée.

On donne le nom de kératite ou de cornéite à l'inflammation de la cornée.

Le temps n'est pas éloigné, où des pathologistes de mérite, ignorant les troubles nutritifs qui caractérisent essentiellement toute phlegmasie, niaient hardiment que la cornée, les cartilages et en général tous les tissus invasculaires pussent s'enflammer. Leur opinion était basée sur la vieille définition classique de l'inflammation, qui reposait uniquement sur des caractères objectifs grossiers tels que la rougeur, la chaleur, la tuméfaction des tissus, et la douleur soit spontanée, soit provoquée. Or, de ces quatre caractères, trois supposent au préalable l'existence de vaisseaux. Aussi niait-on que l'inflammation fut possible dans des tissus invasculaires tels que la cornée. Il est vrai qu'à aucune époque on n'était arrivé à démontrer clairement l'existence des vaisseaux sanguins dits *séreux* qui, à cause de l'exiguité de leur calibre, ne permettraient que la circulation du plasma du sang à l'exclusion des globules rouges trop volumineux pour les pénétrer.

L'étude micrographique des phénomènes intimes de l'inflammation dans les tissus invasculaires et surtout dans la cornée, a certainement fait faire un très-grand progrès à la science. Cette question intéresse non-seulement l'ophthalmologie, mais encore toute la pathologie médicale et chirurgicale. Aussi croyons-nous devoir l'exposer avec détail.

Lorsqu'on a produit un traumatisme quelconque de la cornée, soit par un acte mécanique, soit en cautérisant cette membrane, on voit survenir tout d'abord des désordres locaux ; les modifications circulatoires apparaissent plus tard. Il est évident, par cette succession même du travail morbide, que la caractéristique du travail inflammatoire réside dans les troubles de nutrition du tissu enflammé.

Voyons quels sont les phénomènes anatomiques. La cornée offre dans sa structure deux parties constituantes : un stratum hyalin parfaitement amorphe, et un système de corpuscules spéciaux à prolongements multiples anastomosés entre eux. Ces corpuscules sont le siége primitif des accidents inflammatoires. Le noyau qu'ils contiennent se segmente, en sorte qu'il en existe deux plus petits là où il ne s'en trouvait qu'un. Les cellules endogènes se subdivisent encore, et la segmentation se poursuit de la sorte jusqu'à ce que la vésicule-mère se rompe. On trouve alors à la place de celle-ci un nombre variable d'éléments analogues, plus petits et plus jeunes. En résumé, il se fait un travail de segmentation et de prolifération semblable à celui que subit l'ovule fécondé. Mais à mesure que se forment ces éléments nouveaux, la plupart de ceux qui viennent de naître subissent immédiatement une altération régressive qui les détruit, tandis que d'autres passent par des transformations ulté-

rieures. C'est cette division des phenomènes consécutifs qui
sépare nettement l'inflammation de l'hypertrophie. Dans
celle-ci, les éléments nouveaux vivent tous et passent par
d'autres phases d'accroissement. Dans l'inflammation au
contraire, la plupart de ces éléments, se trouvant dans des
conditions trophiques insuffisantes, subissent la dégénérescence graisseuse. Il y a un mélange de phénomènes de vie
et de nécrobiose, coexistence d'une irritation formatrice
avec un travail destructif. C'est justement ce qui caractérise
l'inflammation. Celle-ci est en quelque sorte une vie factice,
qui s'éteint faute de conditions favorables à la nutrition et à
l'accroissement des éléments qui naissent. Ajoutons que ces
éléments détruits ou en voie de dégradation organique, se
mêlent aux liquides et aux éléments émanés du sang. De ce
mélange résulte ce qu'on appelle des *exsudats*.

On comprend facilement, par suite de cette théorie, comment des deux termes qui constituent l'inflammation, l'un
ou l'autre peut prédominer, et donner par suite une physio-
nomie différente à une phlegmasie quelconque. On peut
observer ces différences dans les kératites. Quand le travail
inflammatoire est intense et qu'il y a production abondante
d'éléments nouveaux, les phénomènes de destruction prédo-
minent. C'est dans ces conditions de violence du travail
inflammatoire que surviennent ces ulcérations profondes et
étendues qui détruisent en quelques heures une partie de
la cornée et menacent d'amener l'évacuation du contenu du
globe de l'œil. Ces graves désordres se produisent surtout
sous l'influence de certaines causes. Par exemple, le dépôt
sur la cornée d'une substance putride quelconque amène
une destruction rapide et étendue de cette membrane. Il en

est de même dans les kératites survenant chez des pellagreux ou chez des individus atteints de méningite cérébro-spinale épidémique. L'infection générale retentit sur la phlegmasie locale et la rend plus destructive. Enfin, le siége de la maladie peut aussi avoir une influence notable sur la marche et l'intensité du travail inflammatoire.

Plus la kératite est centrale, plus on est exposé à voir la cornée se détruire et se perforer. C'est une conséquence de la difficulté avec laquelle ces parties trop éloignées de la circulation périphérique, parviennent à se nourrir. Aussi, afin d'éviter ces mauvaises conditions de nutrition et de réparation des tissus, on a soin, dans certains procédés d'opération de cataracte, de se rapprocher de la périphérie de la cornée. Toutefois, le procédé de Küchler, qui fait une incision plus centrale, démontre que la vie est partout suffisante pour réparer les lésions chirurgicales, et qu'il ne faut accorder qu'une valeur relative au siége des lésions de la cornée.

Dans des conditions opposées à celles que je viens d'indiquer, la force organisatrice prédomine, et on peut observer alors deux ordres de phénomènes : tantôt les tissus reviennent à leur disposition normale, et la guérison s'effectue sans tache, sans néphélion, sans trouble persistant de la transparence de la cornée; tantôt les éléments nouveaux se modifient, se transforment et s'opposent plus ou moins au passage des rayons lumineux. Au plus haut degré de ces transformations, on trouve du tissu cicatriciel. De là les néphélion, les albugo, les leucoma ou un pannus. Ces conséquences sont très-fâcheuses, et le chirurgien doit tendre, tout en faisant prédominer l'irritation formatrice, à ne pas lui laisser dépasser le degré voulu.

Pendant que se passent tous ces phénomènes du côté des corpuscules cornéens, le stratum hyalin subit aussi une modification importante. A l'état normal, sa structure n'est ni fibrillaire, ni lamelleuse. Sous l'influence de la phlegmasie, il tend à perdre sa transparence, à se fendiller, à se diviser en lamelles, qui se détachent quelquefois sous forme d'eschares.

En même temps on voit les vaisseaux de la périphérie de la cornée se multiplier et augmenter de volume (injection périkératique). Cette phase de la maladie était autrefois seule appréciée et considérée comme appartenant à un travail de nature inflammatoire. Elle s'explique tout naturellement par la prolifération des corpuscules de la cornée. Celle-ci ne peut en effet avoir lieu qu'autant que les matériaux nutritifs arrivent plus abondamment au contact des cellules en travail. Les vaisseaux se dilatent, la tension sanguine augmente, une quantité de plasma plus considérable transsude à travers leurs parois, et arrive au contact des parties phlogosées, soit par voie d'imbibition, soit par le système canaliculaire intra-cornéen.

Mais beaucoup d'auteurs n'admettent pas cette théorie. Ils nient que les éléments nouveaux résultent d'une multiplication endogène des corpuscules de la cornée. Pour eux ce sont simplement des globules blancs du sang ayant cheminé de la façon indiquée ci-dessus jusqu'au point irrité. Les travaux sur lesquels s'appuie cette nouvelle hypothèse sont ceux de Conheim, de Feltz (1), d'Axel Kei et de Wallis (2).

(1) Feltz. *Journal d'anatomie et de physiologie de Strasbourg*, 1871.
(2) Axel Kei et Wallis. *Arch. f. path. Anat. und. Physiol.*, t. LV, p. 296 1872.

Ces deux derniers ont fait sur les cornées des grenouilles des expériences très-intéressantes que nous croyons devoir rappeler ici. Les phénomènes que nous allons décrire apparaissent plus ou moins rapidement suivant qu'il s'agit de grenouilles d'été ou de grenouilles d'hiver. Chez les premières ils se produisent au bout de quelques heures ; chez les secondes ils surviennent seulement un ou deux jours après que l'expérience a été faite.

Ces phénomènes sont les suivants :

Si on irrite la cornée avec un caustique (crayon de nitrate d'argent), il se forme tout autour de l'eschare provoquée par la cautérisation une couronne de cellules à vacuoles. Celles-ci résultent de l'altération des corpuscules de la cornée dont les noyaux sont devenus lacunaires en même temps que le protoplasma s'est creusé pour faire place à ces vacuoles. Le travail qui s'est fait autour de cette eschare est un travail purement régressif et jamais on n'observe la moindre multiplication ou néoformation cellulaire. Cette altération lacunaire est évidemment sous la dépendance de l'irritation locale, attendu qu'elle fait défaut lorsqu'on provoque la kératite en passant un séton filiforme à travers le globe de l'œil. Plus tard, au bout d'un temps variable suivant qu'il s'agit de grenouilles d'hiver ou de grenouilles d'été on trouve ces vacuoles remplies de globules blancs. En même temps la cornée est infiltrée dans toute son étendue, mais surtout au voisinage de l'eschare de globules blancs du sang qui se présentent avec leurs caractères particuliers, c'est-à-dire sous forme de corps arrondis pourvus de mouvements amiboïdes. A côté de ces cellules on en rencontre d'autres également migratrices observées par Norris et Stricker et qui s'en distinguent par leur volume relativement gigantesque. Pour Kei et Wallis ce sont là des groupes de globules blancs de sang qui voyagent comme de simples cellules entre les lames de la cornée.

Les vaisseaux périkératiques sont eux-mêmes gorgés de globules blancs. C'est évidemment de ces vaisseaux que les globules blancs se sont échappés, pour se diriger ensuite vers le point irrité. Cette migration est tellement rapide que sur des grenouilles de printemps ou d'été on a vu en deux jours la cornée tout entière infiltrée et même perforée.

Conheim au lieu de cautériser la cornée passait un séton filiforme à travers le globe de l'œil sans toucher à la membrane transparente. Il déterminait ainsi une panophthalmie et observait que la cornée, quoique n'ayant pas été lésée directement, était néanmoins envahie par un grand nombre de leucocytes plus nombreux à la périphérie qu'au centre. Les vaisseaux périkératiques en étaient remplis. Au milieu de tout ce désordre les cellules plasmatiques de la cornée restaient intactes.

Conheim, (1) dans un travail récent, après avoir réfuté les opinions contraires de Beettcher, Stricker, Norris et Kei, affirma avec plus de force encore qu'auparavant, que dans les inflammations de la cornée les corpuscules blancs qu'on rencontre en si grande abondance viennent exclusivement des vaisseaux sanguins et que les cellules propres de la cornée ne sont pas altérées. C'est ce qui s'observe clairement, dit-il, dans la *kératite induite* qu'on provoque comme il a été dit plus haut en passant un séton filiforme à travers le globe de l'œil sans toucher à la cornée.

(1) *Archiv. Wirchov*, t. LXI, p. 289. 1874. *Noch einmal die Keratitis.*

De nombreux travaux ont été publiés sur cette question. Nous citerons en particulier ceux de Purser (Dublin. *Journ. of Med. Sciences*, 1872). — Pfangen (*Stricher's medizin. Jahrbücher*, 1873). — Lebert (*De l'inflammation de la cornée par injection septique* (Centralblatt, 1873, p. 129).— Stromeyer (*Arch. f. Ophth.*, t. XIX). — Tulma (*Arch. f. Ophth.*, t. XVIII).

Ce dernier expérimenta sur les cornées des cochons d'Inde. Deux heures après la cautérisation il vit les globules blancs accumulés dans les vaisseaux péricornéaux traverser les parois de ces vaisseaux et s'avancer vers le point irrité de la cornée.

Les accidents qui précèdent varient suivant la profondeur plus ou moins grande de la destruction de l'épithélium cornéal. Cette remarque fort importante a été faite par Conheim. Lorsque l'épithélium a été détruit dans toute son épaisseur, où bien lorsqu'on a injecté dans la cornée des substances septiques, on détermine une infiltration leucocytique abondante de cette membrane et sa destruction. Si au contraire la lésion épithéliale a été légère, celui-ci se régénère rapidement et l'infiltration cornéale est transitoire. Dans l'un et l'autre cas la source des leucocytes n'est plus dans les vaisseaux périkératiques, ainsi que le prouve l'état de la cornée qui est saine à la périphérie alors que les parties centrales peuvent seules être infiltrées de leucocytes; ceux-ci, d'après Lebert, viennent du cul-de-sac conjonctival où ils sont déversés par les vaisseaux de la conjonctive; de là ils pénètrent dans le tissu de la cornée à travers la brèche épithéliale.

L'infiltration de la cornée est accompagnée d'un développement très-remarquable des *vaisseaux* périkératiques.

Ceux-ci pénètrent peu à peu le tissu de cette membrane sous forme d'arcades qui, se surajoutant aux vaisseaux préexistants, s'avancent de la périphérie vers le centre. Ces arcades ont des origines diverses.

Les unes résultent d'une élongation d'une anse capillaire ancienne dont la paroi épithéliale s'est transformée sous l'influence de la phlegmasie en tissu embryonnaire mou et extensible, susceptible de céder à la pression du sang. D'autres sont dues à la rupture d'une anse capillaire et à l'épanchement du sang dans le tissu cornéen. Ce sang s'est peu à peu creusé une paroi propre au milieu des globules lymphatiques dont se trouve infiltré le tissu.

L'étendue de la kératite, le degré d'ancienneté de la maladie et surtout son siége plus ou moins profond ont une grande influence sur le nombre et la disposition des vaisseaux nouveaux. Lorsque la kératite est superficielle, très-voisine de la membrane de Bowman, comme dans les inflammations consécutives aux granulations et aux trachoma conjonctivaux, les vaisseaux sont nombreux et volumineux. Au contraire, dans la kératite parenchymateuse interstitielle, le réseau vasculaire est si serré et si fin qu'on croirait à une extravasation sanguine intra-cornéale, si on n'avait soin de se servir de la loupe qui seule permet de distinguer les vaisseaux. C'est surtout dans la deuxième période de la kératite d'Hutchinson qu'on observe cette disposition.

Cette vascularisation n'est bien souvent dans les kératites qu'une période transitoire qui précède la résorption des opacités. Aussi le traitement des affections de la cornée a souvent pour but de provoquer l'apparition de cette vascularisation réparatrice.

Parfois les extravasations sanguines, au lieu de devenir l'origine de vaisseaux nouveaux, subissent une dégénérescence régressive et laissent des taches pigmentaires brunes ou noires qui forment une sorte de pointillé au milieu des réseaux vasculaires. L'aspect qu'ils donnent à la cornée est tout à fait comparable à celui de certaines plaques de Peyer anciennes dans la fièvre typhoïde. C'est là une variété de kératite interstitielle à marche chronique. Elle est du reste fort rare, puisque dans toute notre pratique nous ne l'avons observée que trois fois. Dans chacun de ces cas l'opacité avait la forme d'un disque siégeant au centre de la cornée.

DOUZIÈME LEÇON

Des kératites en particulier.

Nous étudierons d'abord celles qui occupent plus particulièrement la couche superficielle de la cornée, puis nous insisterons sur les kératites dites parenchymateuses; enfin nous nous occuperons de l'inflammation portant sur la membrane de Descemet, et qui, presque toujours, s'attaque également à l'iris.

Kératites superficielles.

Ces sortes de kératites pourraient être justement désignées sous le nom *cuti-cornéite*, puisque les lésions phlegmasiques portent principalement sur l'épithélium et la membrane de Bowman.

Eu égard à la présence ou l'absence de vaisseaux de nouvelle formation, elles ont été divisées en *vasculaires* ou *panniformes* et en *invasculaires*. Cette distinction n'a d'ailleurs qu'une valeur relative, puisque le même genre de kératite peut ou non s'accompagner de vascularisation de la cornée ; on peut dire que la vascularisation est subordonnée à l'intensité et à la durée de la phlegmasie.

Une distinction, à nos yeux bien autrement importante, est celle qui s'appuie sur la *nature du mal* et aussi sur la nature des lésions anatomiques, différentes pour chaque espèce morbide. Aussi prendrons-nous pour base cette seconde division dans l'étude que nous allons entreprendre des kératites superficielles. Nous commencerons par étudier la kératite lymphatique.

Kératite lymphatique.

De nombreuses dénominations ont été imposées à la maladie qui va nous occuper. Les auteurs l'ont tour à tour désignée sous les noms de kératite *herpétique, eczémateuse, pustuleuse, phlycténulaire*, etc. La raison en est dans ce fait que les ophthalmologistes n'ont pas toujours cherché à distinguer les accidents qui surviennent au début de ceux qui se produisent à une période plus avancée de la maladie. Ils n'ont pas agi en cela comme ont l'habitude de le faire les dermatologistes dans l'étude des affections des téguments externes.

Anatomie pathologique. — C'est à Ivanoff (1) que nous devons la meilleure description anatomique de la kératite et de la conjonctivite phlycténulaire; les détails qui suivent ont été empruntés à cet auteur.

Les phlyctènes, très-superficielles, occupent généralement la périphérie de la cornée et la partie avoisinante de la conjonctive. Dans d'autres cas, le processus morbide n'occupe que la conjonctive bulbaire, et la cornée reste saine, du moins en apparence, car en réalité, si on examine au mi-

---

(1) Ivanoff. *Klinische Monatsblätter f. Augenheilkunde*, 1869, et *Annales d'oculistique*, t. LXIII, p. 278.

croscope la partie de la cornée qui avoisine la phlycténule, on la trouve infiltrée de petits dépôts constitués par des cellules rondes et placées entre l'épithélium et la membrane de Bowman. La phlyctène conjonctivale est elle-même constituée par des cellules rondes accumulées sous l'épithélium de la muqueuse. Les parties de la conjonctive qui l'avoisinent sont très-peu altérées et n'offrent pour toute lésion qu'un léger degré d'hypérémie.

Lorsque les phlyctènes occupent la cornée, on observe des amas de cellules rondes entre l'épithélium et la membrane de Bowman, et aussi, sous cette membrane, dans le tissu propre de la cornée; ces mêmes cellules sont dispersées ou agglomérées en nombre plus ou moins considérable autour des *fins rameaux nerveux*. Elles suivent exactement leur direction, traversent avec eux la membrane de Bowman et viennent finalement former des amas au-dessous de l'épithélium. Quelques-unes même pénètrent avec les terminaisons nerveuses entre les cellules cylindriques de l'épithélium.

Parvenus à un certain volume, les amas cellulaires finissent par détruire les ramuscules nerveux ainsi que l'épithélium, et la membrane de Bowman se creuse en entonnoir. Le dépôt prend alors la forme d'une poire dont le pédicule s'engagerait dans le tissu de la cornée.

Les cellules nomades dont nous avons parlé, ressemblent parfaitement, par leur forme, leur grandeur et leurs autres caractères, aux corpuscules lymphatiques.

Quelle est donc leur provenance ?

Ivanoff, sans se prononcer, affirme que les corpuscules étoilés de la cornée restent complétement intacts et que dès

lors l'origine des nouvelles cellules doit être recherchée
ailleurs.

Aujourd'hui, grâce aux travaux de Conheim, nous savons
que ce sont là des leucocytes sortis par diapédèse des vaisseaux capillaires du voisinage et qui cheminent dans les
espaces de la cornée.

Quoi qu'il en soit, connaissant la voie que les cellules
suivent pour se rendre sous l'épithélium cornéen, nous
savons la raison anatomique de la *photophobie* si pénible,
qui accompagne souvent l'ophthalmie phlycténulaire, surtout
à son début, alors que les fines ramifications nerveuses, bien
que comprimées et serrées de toutes parts, ne sont pas
encore détruites. En outre, si l'on admet avec Lebert que
chaque ramuscule nerveux de la cornée est entouré d'un
espace lymphatique, on s'explique pourquoi le processus
morbide se localise le plus souvent à la périphérie de la
cornée, en ce point où Kölliker a depuis longtemps découvert
des vaisseaux lymphatiques.

Ajoutons à ces données anatomiques, qu'il est d'observation journalière que l'affection qui nous occupe se rencontre
le plus souvent chez les individus présentant à un haut degré
les attributs du tempérament lymphatique, et, dès lors, on
nous concédera sans peine, que la dénomination de *kératite
lymphatique* exprime à la fois le siége et la nature de la
maladie et qu'elle est par conséquent parfaitement choisie.

Nous empruntons à C. Reymond (1), qui vient de faire
paraître un travail sur le même sujet, les détails anatomiques
qui vont suivre, en faisant observer toutefois, qu'il s'agit là

____

(1) Reymond. *Contribution à l'étude de la kératite et de la conjonctivite
herpétiques*, et *Journal de l'acad. royale de Turin*, 1875, p. 299.

de cas chroniques ou, à la place des phlycténules primitive-
ment existantes, il s'est formé de véritables végétations. Aussi
ne sera-t-on pas étonné de retrouver à côté des amas leucocytiques, les éléments d'un tissu connectif de nouvelle formation.

Pour plus de clarté nous reproduirons ici le dessin de la
préparation microscopique, annexé au travail de Reymond.

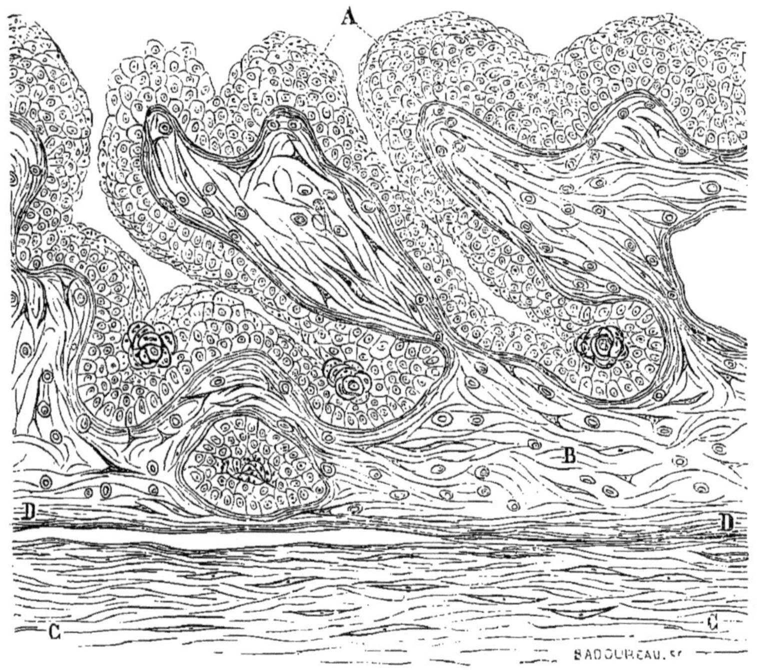

Le tissu propre de la cornée (c) ne prend aucune part à la
néoformation. Il en est de même de la membrane de
Bowman (d) et de l'épithélium (a). Le néoplasme soulève
cette dernière couche sous forme de végétations sphéroïdales
très-petites. Une coupe perpendiculaire montre le tissu
nouveau, constitué essentiellement par du tissu connectif et

par des cellules dont les unes sont fusiformes et étoilées, tandis que les autres, en plus grand nombre, sont rondes, petites et tout à fait semblables aux cellules embryonnaires et migratrices (*semoventi*) ou aux globules blancs du sang.

Sur les végétations les plus récentes, il n'est pas rare de constater la disparition d'une grande partie de l'épithélium. Cette absence d'épithélium explique sans doute la transformation des amas leucocytiques primitifs en tissu de bourgeons charnus dans lesquels toutefois les vaisseaux nouveaux font complétement défaut.

C. Reymond, bien que cherchant à distinguer cette espèce d'ophthalmie, appelée par lui herpétique, de la kérato-conjonctivite phlycténulaire proprement dite, n'en admet pas moins que les saillies végétantes en question, se développent de préférence, comme les phlyctènes, tantôt isolément, tantôt à l'état de confluence, vers la périphérie de la cornée. Il admet que, comme les phlyctènes, les végétations surviennent et disparaissent par poussées successives, et enfin que l'on voit, soit au début, soit à une période plus avancée de l'ophthalmie, des vésicules devenir le point de départ de la néoplasie.

Pour nous, nous ne voyons là qu'une variété, ou, si l'on veut, qu'une modalité de la kératite lymphatique ou phlycténulaire proprement dite.

La kératite lymphatique se lie habituellement à la conjonctivite de même nature, et toutes deux à un état particulier de l'organisme, la scrofule. Aussi croyons-nous devoir étudier la maladie dans son ensemble sous la dénomination d'*ophthalmie lymphatique*.

Etiologie. — La principale cause de l'ophthalmie qui nous

occupe, réside dans l'état *lymphatique* scrofuleux, *chez les enfants*. Ce n'est pas à dire que cette affection soit exclusive à la jeunesse ; les adultes peuvent aussi en être atteints, surtout s'ils en ont déjà souffert dans leur enfance. Mais dans la grande majorité des cas c'est de un an à douze ans qu'on l'observe. Les.enfants y sont si sujets que, d'après Mackenzie, sur 100 cas d'inflammation qui se présentent chez eux, 90 sont de cette nature. D'autre part, sur un total de 4.692 cas recueillis par nous au bureau central des hôpitaux et relatifs pour la plupart à des adultes, nous relevons 492 cas de kératite phlycténulaire : soit une proportion de 10,48 pour 100.

Le plus souvent, les deux yeux sont affectés à la fois, soit simultanément, soit successivement, mais généralement à un degré différent.

Toutes les causes débilitantes : allaitement insuffisant, mauvaise nourriture, climat froid et humide, manque d'air ou manque d'exercice, habitation dans les grandes villes, etc., contribuent puissamment au développement de cette ophthalmie.

Toute excitation locale s'exerçant sur la surface de l'œil est capable d'en provoquer une poussée. Ainsi agissent le froid, les traumatismes les plus légers, les corps étrangers d'un volume souvent insignifiant qui s'introduisent dans le cul-de-sac conjonctival, le trichiasis et le distichiasis, un poil follet développé sur la caroncule, un léger catarrhe du sac lacrymal et surtout les granulations palpébrales, toutes causes qui n'attirent pas toujours suffisamment l'attention. Si nous nous en rapportons à nos propres observations, nous sommes vraiment étonné de la négligence apportée à leur recherche :

on néglige souvent l'examen de la face interne des paupières, examen qui, seul, aurait mis sur la voie du diagnostic
et du traitement véritablement efficace de l'affection, à
savoir la destruction des granulations ou l'enlèvement des
corps étrangers qui irritent l'œil. Il n'y a pas de jours que
nous ne montrions à notre clinique l'importance de la
recherche des granulations palpébrales qui déterminent si
souvent l'apparition de l'ophthalmie scrofuleuse chez les
enfants.

Les exanthèmes (roséole, rougeole, scarlatine, variole),
et diverses dermatoses aiguës (eczéma, pytiriasis, érysipèle),
agissent pareillement pour développer sur l'œil les manifestations du lymphatisme. Il en est de cette diathèse comme de
la syphilis, dans laquelle nous voyons toute cause d'irritation
locale, portant sur la peau ou sur les muqueuses, y faire
apparaître des éruptions et des ulcérations spécifiques.

De toutes les affections cutanées, l'*impetigo* de la face et
en particulier celui des lèvres et du nez, et l'*impetigo* du
cuir chevelu, se rencontrent le plus souvent liés à l'affection
qui nous occupe. C'est qu'en effet l'ophthalmie phlycténulaire peut être considérée, jusqu'à un certain point, comme
une affection éruptive à répétition de nature vésiculaire et
pustuleuse, ayant beaucoup d'analogie avec l'impétigo, dont
les vesico-pustules, accompagnées de croûtes, envahissent si
souvent les fosses nasales chez les enfants atteints de ce
genre d'ophthalmie,

Comme pour témoigner de l'origine scrofuleuse des deux
lésions, oculaire et cutanée, les enfants en question présentent en même temps d'autres signes de scrofule, tels que
l'engorgement lymphatique du cou, l'ostéo-periostite des

doigts, le gonflement des articulations et en particulier des genoux, les ulcérations scrofuleuses de la peau, les abcès par congestion et le mal vertébral.

Il va sans dire que ce cortége symptomatique est loin d'être constant, et que souvent le simple lymphatisme accompagné d'affaiblissement de la constitution, comme on le voit chez les enfants des grandes villes, suffit avec le concours de causes accidentelles légères, pour provoquer le développement d'une ophthalmie phlycténulaire. Cette dernière à son tour, lorsqu'elle s'accompagne de souffrances vives, de larmoiement et d'insomnie, finit par miner la constitution, et contribue ainsi à prolonger d'une façon indéfinie la durée du mal.

Symptomatologie. — Lorsque l'affection est limitée à la *conjonctive bulbaire*, on voit, au début, apparaître une ou plusieurs saillies généralement réunies par groupes de deux, trois ou quatre, rarement plus. Ces saillies sont ordinairement situées au voisinage de la cornée, et le plus souvent parallèles à la fente palpébrale ; autrement dit, elles siégent dans la partie du globe de l'œil qui reste habituellement découverte. On peut donc croire, dans les limites que nous avons cherché à préciser plus haut en parlant de l'étiologie de l'affection, que l'air chargé de poussière joue ici un certain rôle.

La saillie est constituée au début par une toute petite *vésicule* transparente, qui plus tard peut s'agrandir en même temps que le liquide contenu dans son intérieur devient louche, puis tout à fait purulent. On a alors affaire à une véritable *pustule.* Plus les saillies vésiculeuses ou pustuleuses sont confluentes et rapprochées de la cornée, plus elles

sont petites. Celles qui sont solitaires et situées loin de la
cornée offrent souvent le volume d'une grosse tête d'épingle
ou même d'un grain de chènevis. Fréquemment la base de
la vésicule est indurée, jaunâtre, comme lardacée et dépasse le
niveau de la conjonctive environnante. Il en résulte que, si
plusieurs vésicules se réunissent en groupe, leur réunion
offre l'aspect d'un gros bouton mamelonné qui simule au
premier abord, à s'y méprendre, une plaque d'épisclérite ;
toutefois l'examen à la loupe, en faisant voir les pustules,
permet de distinguer la nature de l'affection. Le gros bouton
jaunâtre en question s'observe d'ordinaire vers le pourtour
de la cornée ; on peut parfois en rencontrer plusieurs. Leur
siége de prédilection suffit à lui tout seul pour différencier
la variété de conjonctivite phlycténulaire en question, d'avec
les petits pelotons graisseux qui, sous forme de pinguécula
soulèvent parfois la conjonctive enflammée.

Nous avons vu très-souvent, et tout dernièrement encore,
des élèves prendre pour des conjonctivites scrofuleuses des
conjonctivites catarrhales angulaires. Cette erreur, que le
moindre examen attentif permet d'écarter, n'est d'ailleurs
possible que lorsqu'il s'agit d'adultes, attendu que chez les
enfants, la graisse fait encore défaut dans le tissu cellulaire
sous-conjonctival.

Un caractère pathognomonique de la conjonctivite phlycténulaire réside dans la disposition des vaisseaux engorgés.
Ceux-ci n'occupent pas toute la superficie de la membrane,
mais sont disposés par groupe, en forme de triangle ou
d'éventail dont le sommet correspond exactement à chaque
phlycténule. Il va sans dire que si plusieurs phlyctènes sont
rangées en ligne, les unes à côté des autres, comme cela

arrive souvent au pourtour de la cornée, les faisceaux vasculaires en question se confondent entre eux, et leur forme
triangulaire est moins manifeste ; mais, même dans ce dernier
cas, il y a des parties de la conjonctive qui restent saines ou
qui, pour le moins, sont peu vascularisées. Cette particula-
rité est utilisée pour établir le diagnostic différentiel.

La maladie progressant, il n'est pas rare de rencontrer des
vésico-pustules en partie flétries ou même vides, d'où leur
ressemblance avec les pustules ombiliquées de la variole.
Un examen attentif à la loupe permet alors de voir que
tantôt le contenu liquide s'est en partie resorbé, et que
d'autres fois il y a eu exfoliation ou déhiscence de la vésicule.
Dans ce dernier cas, une petite excavation ulcéreuse occupe
la place de l'ancienne vésicule.

Généralement, la lésion parvenue à ce point commence à
rétrograder, et la guérison arrive lentement par disparition
successive de la vascularité anormale de la conjonctive et de
l'épisclère. La petite perte de substance se répare promptement et ne laisse après elle aucune trace apparente s'il
s'agit de la conjonctive. Mais si au contraire la cornée a
participé à la maladie, on voit subsister une nébulosité
superficielle qui témoigne longtemps encore de l'existence
antérieure d'une ophthalmie phlycténulaire.

Lorsque la maladie, au lieu de suivre cette marche favorable, dure longtemps ou récidive fréquemment, ou bien
encore se trouve aggravée par suite de la coexistence d'une
ophthalmie granulaire, d'un état cachectique de l'individu,
ou par suite d'un traitement irritant et intempestif, l'ulcération qui succède à la vésico-pustule se creuse de plus en
plus, gagne en étendue et en profondeur, et finit pas perforer

le bord de la cornée, plus rarement le limbe scléro-cornéal
lui-même. Comme conséquence de cette lésion on voit alors
survenir une petite hernie irienne (myocéphalon), une
synéchie antérieure avec déformation permanente de la
pupille, qui devient ovalaire, et finalement un albugo ou un
leucoma du bord de la cornée.

L'année dernière nous avons eu l'occasion d'observer dans
notre clinique deux personnes adultes qui, au premier
abord, paraissaient offrir un coloboma irien congénital.
Après examen, nous avons acquis la conviction qu'il s'agissait
chez eux d'une déformation de la pupille résultant d'une
ophthalmie phlycténulaire survenue dans la première enfance
et suivie d'une perforation de la sclérotique au niveau de la
grande circonférence de l'iris, avec intégrité parfaite du bord
transparent de la cornée. Une tache laiteuse, sous-conjoncti-
vale, plus blanche que le reste de la sclérotique, indiquait
seule le travail morbide qui s'était produit en cet endroit et
avait amené autrefois la perforation de la membrane albu-
ginée de l'œil. Ce coloboma avait d'ailleurs une direction
horizontale à sommet externe et se distinguait aisément par
là d'un coloboma véritable, par arrêt de développement de
l'iris qui occupe contrairement la partie inférieure de cette
membrane, et se complique parfois de coloboma choroïdien.

Sur la *cornée* proprement dite, il est rare que l'affection
se présente sous la forme de phlycténules. Alors même que
celles-ci existent au début, elles sont relativement petites et
ne tardent pas à se rompre pour faire place à des taches
laiteuses avec chute de l'épithélium et souvent à une petite
ulcération cupuliforme au centre. Si plusieurs vésicules se
confondent ensemble, on observe une ulcération large et

qui peut alors se compliquer d'une infiltration purulente de la cornée. Le plus souvent, à l'ulcération cornéale succède une nébulosité plus ou moins prononcée et circonscrite qui se présente sous la forme d'une ou plusieurs taches translucides (*néphélion*), ou plus ou moins opaques (*albugo*), ou encore sous la forme du tissu cicatriciel indélébile qui constitue le véritable *leucoma*.

Il est une forme de kératite, très-curieuse, qu'on pourrait appeler serpigineuse, qui a été décrite sous le nom de *kératite en bandelette* et de *kératite en fusée*. Une vésicule ou une tache, parfois très-petite, se forme vers l'une des extrémités du diamètre horizontal de la cornée. Bientôt le point en question gagne de proche en proche et s'avance vers le centre de la cornée en laissant derrière lui une traînée nébuleuse sous forme de bandelette, dont l'opacité très-accentuée au voisinage du foyer morbide décroît vers la circonférence de la cornée. Il n'est pas rare de voir la tache parcourir ainsi tout le diamètre cornéal; mais, le plus souvent, un point symétrique apparaît de l'autre côté, et les deux points vont à la rencontre l'un de l'autre sans se confondre ordinairement, de sorte que le pôle de la cornée reste transparent ou presque transparent.

Quelle que soit la forme sous laquelle se présente la kératite phlycténulaire, on peut dire que la lésion affecte généralement la couche superficielle de la cornée. Elle se différencie de la sorte de la kératite parenchymateuse que nous étudierons plus tard sous le nom de *kératite d'Hutchinson*.

Lorsque des vaisseaux se développent, on voit qu'ils sont très-superficiels, et qu'ils se présentent soit sous la forme d'un faisceau triangulaire, ou sous la forme d'un réseau de gros vaisseaux espacés les uns des autres ; ils constituent le pannus scrofuleux, ainsi appelé pour indiquer qu'il est propre à l'ophthalmie lymphatique.

Règle générale, les portions de la conjonctive bulbaire et de la cornée qui ne sont pas le siége de phlycténules, ainsi que la conjonctive tarsienne, sont peu ou pas vascularisées. Par contre, lorsque la cornée en est le siége, on rencontre souvent l'injection épisclérale radiée, qui indique de suite à l'observateur qu'il s'agit là d'autre chose que d'une simple inflammation conjonctivale.

Parmi les complications possibles et assez communes, nous signalerons : la blépharite tarsienne, la conjonctivite granulaire et le catarrhe lacrymal. Plus rarement il vient s'ajouter aussi une iritis ou une irido-cyclite avec formation de synéchies et de fausse cataracte. Il est assez commun de voir la pupille se rétrécir dans la période d'acuité du mal, ce qui tient sans doute à l'influence exercée sur l'iris par l'excitation des filets ciliaires de la cinquième paire.

La douleur ressentie par le malade est généralement peu intense dans l'affection qui nous occupe ; elle manque même complétement lorsque la conjonctive est seule affectée. Par contre, il existe dans la kératite phlycténulaire une photophobie tellement intense et si constante, qu'elle suffit presque, en dehors de toute constatation directe, pour soupçonner l'existence d'une kératite d'origine strumeuse. Nous avons insisté longuement ailleurs sur le symptôme photophobie (voy. plus haut *Physiologie de la cinquième paire*, et la partie consacrée aux injections hypodermiques de morphine) ; sans revenir sur ce sujet, nous nous contenterons

de dire ici que le degré de la photophobie n'est nullement
en rapport avec la profondeur et l'étendue des lésions cornéales, et que bien souvent on est étonné, lorsqu'on réussit
à ouvrir l'œil qui en est le siége, de le trouver à peine plus
rouge qu'à l'état normal ; la cornée peut être transparente et
offrir seulement un point opalescent, accompagné d'une
vascularisation légère de la portion correspondante de la
sclérotique.

Si minime que soit la lésion cornéale, elle existe toujours,
ainsi qu'on peut s'en assurer à l'aide de l'*éclairage oblique ;*
aussi nous refusons-nous à admettre avec Benedict (1) l'existence d'une photophobie scrofuleuse idiopathique (*photo-
phobia infantum scrofulosa*).

Le spasme des paupières et un larmoiement intense
accompagnent presque constamment la photophobie. Les
personnes qui en sont atteintes s'essuient constamment les
yeux et offrent souvent, par suite de l'épiphora, un bour-
souflement inflammatoire avec excoriations douloureuses et
parfois saignantes de la peau des paupières. Il arrive ici ce
qu'on observe lorsqu'un corps étranger, par exemple un
grain de sable ou une paillette métallique, s'est logé dans le
cul-de-sac conjonctival, ou s'est fixé dans l'épaisseur de la
cornée. Les nerfs ciliaires excités réagissent alors sur les
filets que la cinquième paire fournit à la glande lacrymale,
et il en résulte une hypersécrétion des larmes.

Cette influence sur la sécrétion n'est pas limitée à la
glande lacrymale. La sécrétion du mucus conjonctival et les
sécrétions intra-oculaires elles-mêmes se trouvent aussi

(1) *Beiträge für praktische Medizine und Ophthalmiatrik*, t. VI, p. 3. Leipzig,
1812.

modifiées; il en résulte un léger état catarrhal de l'œil et
une augmentation de la tension intra-oculaire avec signes
glaucomateux passagers. Ces signes sont surtout prononcés
le matin, par suite de l'influence exercée par la déclivité sur
la circulation de l'œil pendant le sommeil; par contre, ils
s'amendent habituellement vers le soir. La photophobie et
le blépharospasme peuvent alors devenir assez peu intenses
pour permettre aux malades d'ouvrir les yeux et de jouir
pendant quelques heures d'une vision extrêmement nette.
Ainsi peut-on expliquer cette rémission vers le soir, notée
par les auteurs, par Mackenzie entre autres, sans qu'ils en
aient donné la raison.

Il est une autre espèce de *glaucome consécutif* qui survient tardivement, et parfois plusieurs années après la maladie. Ce glaucome est la conséquence, non plus de la maladie
elle-même, mais de ses reliquats : *taies de la cornée, atré-
sies* pupillaires consécutives, et surtout *leucomas* adhérents
et proéminents. C'est à von Graefe que nous devons la
connaissance de ce fait important, signalé par lui dans le
dernier ouvrage qu'il a publié. Il signale en outre la variété
de kératite en bandelette avec aspect crétacé de l'opacité
comme prédisposant tout particulièrement au glaucome (1),
et nécessitant l'iridectomie.

Contrairement à ce qui précède, il est des cas où le mal
provoque une diminution de la tension intra-oculaire, un
véritable état hypotonique qui peut conduire parfois à la
phthisie du globe ; cela s'observe principalement lorsqu'à la
kératite phycténulaire s'ajoute la cyclite ou une iritis séreuse.

____

(1) *Contribution à la pathologie et à la thérapie de glaucôme*, (*Annales
d'oculistique*, 1870, t. LXIII, p. 130 et suiv.).

Pronostic. — Quoique généralement favorable, le pronostic doit être cependant réservé. La grande ténacité que présente parfois le mal avant de céder aux moyens de traitement même les mieux combinés, et surtout les nombreuses rechutes par poussées successives qui éternisent parfois la maladie chez les enfants scrofuleux, lui donnent un caractère particulièrement fâcheux. En outre, des complications telles que : synéchies antérieures ou postérieures, staphylôme scléral ou cornéal, kératocône, rendent le pronostic plus grave, non-seulement parce qu'elles diminuent l'acuité visuelle, mais aussi parce qu'elles exposent l'œil soit à devenir le siége d'un glaucome consécutif, soit à se ramollir et à s'atrophier. Dans ce dernier cas, on constate de l'hypotonie comme signe précurseur fréquent de la *phthisie de l'œil*.

Traitement. — Il doit être distingué en général et local.

Le *traitement général* mérite une attention particulière en ce sens qu'il s'adresse à la cause première du mal, à savoir l'état débile, lymphatique ou scrofuleux de l'individu. Ce n'est, en effet, que grâce à lui qu'on peut espérer prévenir les récidives si fréquentes et si opiniâtres de cette affection.

Toutes les fois que la chose est possible, il faut placer le malade dans des conditions hygiéniques excellentes. On ordonnera un climat tempéré, une bonne aération, la propreté du corps, une alimentation azotée et des boissons fermentées aux repas. A l'intérieur, on administrera les antiscrofuleux : huile de foie de morue, iodure de fer, sirop antiscorbutique, et autres préparations excitantes ; les amers, et au besoin l'arsenic, surtout dans les cas où une dermatose à forme chroniqne accompagne l'affection des yeux.

Une hydrothérapie légère (drap mouillé, lotions froides à l'éponge), suivie de frictions générales sèches ou bien avec des substances aromatiques et spiritueuses, régularise la circulation capillaire et convient parfaitement aux individus débiles.

Les bains d'eaux thermales chlorurées, iodurées et bromurées (Salins, Kreuznach), les bains d'eaux sulfureuses faibles tant naturelles qu'artificielles, et les bains aromatiques conviennent aussi, en vue de prévenir les récidives. Il faut éviter que la température des bains dépasse 34 à 36 degrés centigrades, et que leur durée soit supérieure à 15 ou 20 minutes, sans quoi l'on pourrait craindre un affaiblissement de la constitution, qu'il faut éviter à tout prix.

Les moyens *locaux* varient suivant qu'ils s'adressent aux complications ou à la maladie elle-même. Ainsi, on devra s'attacher à faire disparaître les *affections croûteuses* des paupières et du nez, quand elles existent, à l'aide de cataplasmes de fécule et de diverses pommades ou glycérolés. Nous recommandons comme efficaces la pommade au *calomel* (4 gr. pour 30 gr. d'axonge ou de cold-cream sans odeur); la pommade au précipité jaune (1 ou 2 gr. pour 30), et surtout l'onguent citrin à l'huile de foie de morue ou onguent citrin brun de Wilde. (Voy., à l'égard de ce dernier onguent: E. Williams, 1866, *Transactions of the American medical Association*).

Nous en dirons autant des *blépharites glandulo-ciliaires* et tarsiennes qui exigent le même traitement.

S'il y a coexistence de *trichiasis*, de *tumeur* ou simplement de *catarrhe du sac lacrymal*, et surtout d'une *affection granulaire* des paupières, il faut s'attacher de suite à faire disparaître ces causes d'irritation de l'œil à l'aide de moyens appropriés. Si on néglige ces précautions, l'ophthalmie phlycténulaire s'éternise et va toujours en s'aggravant.

Les moyens locaux préconisés contre l'ophthalmie lymphatique varient suivant les cas, et aussi suivant que les phlycténules siégent exclusivement sur la conjonctive ou qu'elles envahissent la cornée elle-même.

Nous avons dit que la photophobie intense qui caractérise l'affection n'existe que lorsque la cornée est devenue le siége de phlycténules ou d'ulcérations superficielles. Le collyre à l'atropine et les injections hypodermiques de morphine, dont l'utilité est incontestable, ne s'adressent qu'à ces cas particuliers, et c'est par une routine condamnable qu'on voit journellement prescrire les collyres d'atropine dans les cas de simple conjonctivite phlycténulaire non accompagnée de photophobie. Dans ces cas, et en général toutes les fois que la photophobie fait défaut, nous nous sommes bien trouvé d'un collyre composé de 30 gr. d'eau, 1 gr. de laudanum, et 2 à 4 gr. de glycérine neutre et bien pure.

Contre les phlycténules elles-mêmes on a proposé, en vue d'accélérer leur marche et de faciliter leur disparition, une foule de moyens qu'il serait trop long d'énumérer ici. Nous indiquerons seulement ceux qui nous ont paru réussir le mieux.

D'une façon générale, lorsqu'on a affaire à une inflammation vive, il faut s'attacher à la modérer, mais en ménageant autant que possible les forces du malade. C'est alors que les compresses humides, tièdes ou froides, l'occlusion de l'œil à l'aide d'un bandeau compressif, le calomel à l'intérieur à doses fractionnées, et au besoin quelques sangsues ou ventouses Heurteloup à la tempe, trouvent leur application.

Par contre, dans les cas atoniques les compresses d'eau chaude souvent renouvelées, l'eau chlorée qu'on prépare en saturant de chlore l'eau à la température ordinaire (1), la poudre de calomel porphyrisé et bien sec projetée avec un pinceau sur l'œil, et la pommade à l'oxyde jaune hydraté (2) appliquée en petite quantité dans le cul-de-sac conjonctival, réussissent parfaitement.

D'autres ont proposé de déchirer la phlycténule, à l'exemple de Sauvage (3), qui se servait à cet effet d'une aiguille en argent, ou de la toucher avec un crayon pointu de nitrate d'argent mitigé.

Bien souvent, lorsqu'il existe de grosses phlycténules conjonctivales solitaires, il nous est arrivé de les fendre en deux avec le couteau de de Graefe introduit par transfixion de la base vers leur sommet, et nous avons été à même de constater que trois ou quatre jours après tout avait disparu.

On pourrait de même, dans la kératite pustuleuse en bandelettes, sectionner avec avantage le faisceau de vaisseaux conjonctivaux qui se rendent à la phlycténule.

Nous ne nous occuperons pas ici de la conduite à tenir lorsqu'on a à combattre une ulcération et une perforation de la cornée avec ou sans staphylôme irien. Nous ne parlerons pas non plus des taies cornéennes qui succèdent si souvent à l'ophthalmie scrofuleuse, nous réservant d'y revenir ailleurs.

(1) De Graefe, t. X, p. 191.
(2) Pagenstecher. *Ophthalm. Review*, 1865.
(3) Sauvage *Nosologie médicale*, t. II, p. 70

TREIZIÈME LEÇON

Kératite vésiculeuse.

La kératite vésiculeuse est tout à fait différente de la kératite phlycténulaire ou lymphatique, et ne doit pas être confondue avec elle. C'est du reste une affection fort rare, puisque de Graefe ne l'a rencontrée que quatre fois sur trois mille cas qu'il a observés pendant le cours d'une année.

La kératite vésiculeuse a des caractères propres, qui sont :

1° La présence d'une ou de plusieurs vésicules réunies en groupe, siégeant quelquefois au centre, plus souvent à la périphérie de la cornée. Ces vésicules sont d'une *transparence parfaite*, et en cela elles sont tout à fait différentes des vésico-pustules de la kératite lymphatique. Parfois leur contenu subit une résorption partielle, et les vésicules se flétrissent. Mais le plus souvent elles se rompent, et laissent après elles une nébulosité cornéale légère. Cette nébulosité finit elle-même par disparaître, bien que d'après Horner (1) l'épithélium mette un temps assez long à se régénérer.

2° *L'insensibilité de la cornée* au toucher, qui atteint un degré variable suivant les cas, est aussi un des caractères les plus importants de cette kératite.

3° *L'hypotonie* qui, d'après Horner, est excessive. Dans aucune autre kératite on n'observe un tel abaissement de la tension intra-oculaire. Le rapport entre la tension de l'œil sain et celle de l'œil malade est quelquefois comme 10 est à 6. La tension ne revient que progressivement à son degré normal à mesure que la cornée reprend sa transparence.

4° *L'intensité des douleurs ciliaires* et de la photophobie avec larmoiement est aussi un des signes les plus caractéristiques de cette kératite. Ces douleurs sont généralement très-violentes. De même que dans le zona elles peuvent non-seulement accompagner l'affection, mais encore la précéder et persister plus ou moins longtemps après que tous les signes objectifs de la kératite ont complétement disparu. Il n'est pas rare de voir les douleurs ciliaires et la photophobie prendre le type intermittent.

Siége.—Les vésicules de la kératite bulleuse sont formées par l'épithélium, la membrane de Bowman et une couche mince de la substance propre de la cornée. Elles ont donc un siége différent de celui des vésico-pustules de la kératite phlycténulaire qui, ainsi que nous l'avons dit précédemment, sont situées immédiatement au-dessous de l'épithélium, entre celui-ci et la membrane de Bowman.

____

(1) Horner, *Klinische Monatsblätter für Augenheilkunde.* 1871.

La *marche* de cette kératite est généralement lente et
continue. Parfois cependant la maladie procède par poussées successives. Dans ces cas, les douleurs peuvent cesser
complétement dans l'intervalle des exacerbations. De plus,
la première est toujours monoculaire, tandis que la kératite
lymphatique atteint constamment les deux yeux.

Lésions concomitantes. — La kératite vésiculeuse coïncide
très-souvent avec le zona des téguments auxquels se distribuent les deux premières branches du trijumeau. Horner a
constaté qu'elle se montrait souvent en même temps que les
affections catarrhales des voies respiratoires. Il a réuni
trente et une observations de kératite vésiculeuse chez les
adultes, dont vingt-quatre chez les hommes et sept chez les
femmes. Vingt-huit fois les vésicules de la cornée étaient
accompagnées d'herpès des lèvres et du nez. Dans tous les
cas, la kératite avait été précédée d'une affection catarrhale
des voies respiratoires, bronchite ou pneumonie, et c'est
au moment où la fièvre avait atteint son maximum d'intensité qu'on avait vu apparaître les vésicules d'herpès sur les
lèvres, puis sur la cornée. La diminution de la tension intra-
oculaire et l'anesthésie sont beaucoup moins prononcées
lorsque la kératite est liée à une affection fébrile, que lorsqu'elle est d'origine névralgique.

Nagel (1), qui partage l'opinion de Horner au sujet de cet
herpès catarrhal de la cornée, dit avoir observé un cas analogue aux précédents dans le cours d'une fièvre paludéenne.
Horner n'a jamais constaté de récidives. Il est rare que
l'affection se complique d'iritis. Elle fut toujours monocu-

(1) Nagel. *Klinische Monatsblätter für Augenheilkunde,* 1871.

laire, sauf dans un cas de pneumonie double qui était accompagnée d'une double kératite vésiculeuse.

La *durée* de cette maladie n'est jamais inférieure à deux semaines. Habituellement ce n'est qu'au bout d'un mois ou de six semaines que la cornée reprend sa transparence.

Pathogénie. — La kératite vésiculeuse se produit quelquefois sur des yeux déjà gravement malades. Ainsi on l'a observée dans le cours d'une conjonctivite catarrhale, d'une kératite parenchymateuse, d'un glaucome, etc. Dans ces cas, l'éruption vésiculaire de la cornée doit être rattachée à une lésion des nerfs ciliaires siégeant dans l'œil lui-même.

Lorsque l'affection est liée à un zona ophthalmique, la lésion nerveuse siége sur un point moins périphérique des nerfs trijumeaux. Horner, ayant eu l'occasion de faire l'autopsie d'un individu atteint de zona ophthalmique, trouva une lésion considérable du ganglion de Gasser.

Enfin, Nagel (1) décrit une kératite vésiculaire intermittente à forme névralgique qui est toujours due à des lésions traumatiques superficielles de la cornée. Celles-ci consistent souvent en une abrasion légère en coup d'ongle, comme cela arrive quelquefois chez les nourrices, qui sont exposées à être griffées par leur nourrisson. Le choc d'une branche d'arbre ou toute autre cause peut aussi produire une excoriation superficielle de la cornée. Les accidents immédiats sont minimes. Le malade éprouve quelques douleurs, puis tout rentre dans l'ordre, et l'épithélium se régénère. Ce n'est que quelques jours plus tard, presque toujours pendant la nuit, qu'il est pris brusquement de douleurs oculaires et périorbitaires atroces avec larmoie-

(1) Nagel, *Annales d'oculistique.* 1873, t. LXX, p. 257.

ment et photophobie. Cet accès de douleur cesse généralement au bout de quelques heures; mais il peut se reproduire plusieurs fois avant de disparaître définitivement. Après un accès plus violent que les autres, on voit apparaître une injection ciliaire très-prononcée, bientôt suivie de la formation sur la cornée d'une vésicule presque toujours solitaire, un peu irrégulière, à parois minces, à moitié remplie d'un liquide demi-transparent. Lorsque la vésicule s'est rompue, sa base se présente sous l'aspect d'une surface lisse légèrement saillante et recouverte de débris de parois qu'on peut saisir et détacher au moyen d'une pince.

La cornée est toujours très-hyperesthésiée, contrairement à ce qui a lieu dans la kératite vésiculeuse herpétique dans laquelle la sensibilité est notablement affaiblie. Nagel a de plus constaté qu'il n'y avait aucun affaiblissement de la tension intra-oculaire.

Cette kératite a donc des caractères tout particuliers, savoir :

La cause, qui est ordinairement une lésion superficielle de la cornée ; la forme intermittente et névralgique de ses attaques ; l'existence d'une seule vésicule sur la cornée. On doit y ajouter aussi la persistance et même l'exagération de la sensibilité, et l'absence de modification dans la tension intra-oculaire.

La durée de cette kératite vésiculaire traumatique est courte et dépasse rarement huit ou dix jours. Elle affecte toujours une forme bénigne. Dans un seul cas, Nagel a observé un petit hypopyon qui, du reste, disparut assez vite. Malgré la guérison de la kératite, la disposition aux attaques névralgiques persiste et peut durer indéfiniment.

Traitement. — Les injections hypodermiques de morphine calment assez bien la douleur ; malheureusement leur action n'est que passagère. L'atropine rend également de grands services, et suivant Nagel, dont nous partageons entièrement l'opinion, ce médicament n'a une action aussi marquée dans aucune autre des maladies de l'œil.

Les courants électriques continus produisent d'excellents effets. Ils apaisent les douleurs et accélèrent la guérison de l'éruption. Nagel cite un cas où les injections hypodermiques de morphine n'avaient eu qu'une action palliative de très-courte durée. Trois applications de courant continu eurent un succès presque immédiat : douleurs et éruption disparurent rapidement pour ne plus revenir.

Brière (1) a aussi employé lés courants continus (courant descendant produit par six éléments de la pile de Gaiffe) chez une jeune fille de dix-sept ans, atteinte de kératite bulleuse récidivante à forme névralgique. Les douleurs disparurent, mais provisoirement, car elles revenaient quelques jours après. Le sulfate de quinine fut aussi essayé sans succès durable. Quinze jours plus tard, la malade subissait l'iridectomie. Malheureusement cette observation est incomplète, et on ne sait pas quel fut le résultat de cette opération.

Arlt et Berlin (2) ont dit qu'ils avaient observé chacun un cas de zona ophthalmique avec kératite bulleuse accompagnée de paralysie du muscle accommodateur et mydriase. Il est évident qu'en pareil cas on devrait avoir recours à un collyre à l'ésérine, si toutefois la parésie du muscle accommo-

---

(1) Brière, *Union médicale.* 1873.
(2) Arlt et Berlin, *Congrès ophthalmologique d'Heidelberg.* 1871.

dateur et du sphincter de l'iris persistait après la disparition du zona et de la kératite.

L'occlusion de l'œil par un bandeau compressif est un moyen utile et recommandé par tous. Nous n'en dirons pas autant des compresses humides, qui peuvent parfois augmenter la douleur.

L'excision de la paroi antérieure de la vésicule à l'aide de ciseaux courbes, ou bien sa déchirure au moyen d'insufflations de poudre de calomel grossière (de Graefe), loin d'être toujours avantageuses, comme on l'a annoncé, produisent des résultats plus nuisibles qu'utiles.

Enfin, pour empêcher les récidives dans la kératite vésiculeuse traumatique, Nagel a employé, mais sans aucun succès, le sulfate de quinine et le bromure de potassium.

Dans les cas rares où la tension du globe serait exagérée, on pourrait songer à la paracentèse de la cornée. Toutefois, nous n'avons pas eu l'occasion d'appliquer ce moyen, et nous ne saurions par conséquent en préciser la valeur.

Kératite vasculaire.

On désigne sous le nom de *pannus* une kératite superficielle caractérisée par la présence de vaisseaux sanguins dans l'épaisseur de la cornée. Cette membrane perd sa transparence, devient rougeâtre, et prend l'aspect d'une muqueuse fortement injectée. Si les vaisseaux sont peu nombreux, c'est un pannus *tenuis*. Dans le cas contraire, lorsque la vascularisation est telle qu'elle masque complétement la transparence de la cornée, on a affaire à un pannus *crassus*.

Anatomie pathologique. — C'est encore à Yvanoff que nous devons de connaître d'une façon précise le mode de production de cette kératite.

Dans une première période, il se produit les mêmes phénomènes que dans la kératite pustuleuse. Des cellules rondes, migratrices, envahissent la couche profonde de l'épithélium cornéal immédiatement au devant de la membrane de Bowman. Celle-ci reste intacte, excepté cependant dans les cas où l'irritation déterminée par le pannus a été assez forte pour provoquer des altérations correspondantes dans le tissu cornéen lui-même.

Dans une deuxième période, on voit circuler dans la cornée des globules rouges dont la disposition, d'abord confuse, se régularise peu à peu. Plus tard, tous ces courants s'anastomosent et forment des anses vasculaires qui peuvent être distinguées en profondes et en superficielles. Dans les premières, qui sont très-ténues, le courant sanguin marche lentement de la périphérie vers le centre. Les vaisseaux superficiels, plus volumineux, sont traversés par un courant qui va du centre vers la périphérie. C'est seulement lorsque le pannus est déjà ancien que les vaisseaux nouveaux possèdent une paroi propre. Parfois même l'épaisseur de cette paroi est très-considérable relativement au calibre des vaisseaux.

La période ultime est caractérisée par un travail d'organisation. Il y a *hyperplasie* du stratum épithélial de la cornée et transformation en tissu conjonctif ou cicatriciel des éléments cellulaires qui avaient envahi la couche dermique de cette membrane.

Telles sont les modifications que subit la cornée dans les

cas où le pannus est superficiel et relativement récent. Lorsqu'il est plus ancien, comme cela a lieu par suite de l'action prolongée de granulations palpébrales, ou bien lorsque l'inflammation a été très-intense, les désordres sont beaucoup plus graves. La membrane de Bowman se détruit. La substance propre de la cornée subit des altérations qui aboutissent à la formation d'un tissu cicatriciel vasculaire. Ce sont ces lésions qui constituent le pannus crassus ou pannus *sarcomateux*. Quelquefois le tissu nouveau est pigmenté çà et là. Cette pigmentation résulte presque toujours d'extravasations sanguines; il est rare qu'elle soit due à la pénétration de l'épithélium cornéal par du pigment, comme Weld (1) l'a observé chez les nègres.

Etiologie. — Toutes les causes susceptibles d'irriter la cornée d'une façon continue peuvent provoquer la formation d'un pannus.

Les unes s'attaquent directement à cette membrane; ce sont : la kératite phlycténulaire à répétition, la kératite parenchymateuse diffuse, et surtout la kératite granuleuse compliquant la conjonctivite granuleuse grave.

D'autres agissent en irritant mécaniquement la cornée; telles sont : les granulations fongueuses des paupières, le trachoma rétrotarsien, l'ectropion, le trichiasis et la xérophthalmie. Ces dernières affections sont souvent la conséquence de cautérisations exagérées de la conjonctive, de suppuration prolongée du cul-de-sac conjonctival, ou bien encore d'un blépharospasme opiniâtre. L'ectropion, en exposant l'œil à l'évaporation et au contact des poussières en

______

(1) Weld, *Atlas der pathologischen Histologie des Auges*, 1861. pl. v, fig. 47.

suspension dans l'atmosphère, peut devenir également la cause d'un pannus fort grave.

Complications.—Des abcès, des perforations de la cornée avec enclavement de l'iris, peuvent survenir pendant le cours de la kératite vasculaire. Plus fréquemment encore, la cornée devient conique, et cette conicité persiste même après la guérison complète du pannus. Nous avons observé plusieurs malades chez lesquels cette affection s'était compliquée à la fois de strabisme et de conicité de la cornée. La persistance de ces deux complications, après la guérison complète de la kératite, rendait la vue fort défectueuse à cause de la diplopie et de la myopie qui en résultaient.

Traitement.—Le pannus étant le plus souvent consécutif à des affections de la cornée et de la conjonctive, c'est contre ces affections elles-mêmes que doit d'abord être dirigé le traitement. Nous renvoyons à ce sujet à l'étude du blépharospasme, de l'entropion avec trichiasis, de l'ectropion et des kératites lymphatiques et parenchymateuses.

Quant aux granulations conjonctivales, il faut éviter l'emploi des caustiques trop violents, qui ne les guérissent qu'en laissant à leur place des brides cicatricielles bien plus redoutables. L'excision du cul-de-sac conjonctival doit aussi être rejetée, parce qu'en raccourcissant la conjonctive elle expose à la formation d'un trichiasis avec entropion. Il est préférable d'avoir recours aux cathérétiques et aux agents modificateurs tant locaux que généraux.

On sait que la cause la plus fréquente du pannus réside dans la présence de granulations rétrotarsiennes volumineuses et indurées, ou bien d'un trachoma cicatriciel, triste reliquat de l'inflammation granuleuse de la conjonctive.

Leur action étant toute mécanique, on ne peut espérer la guérison du pannus qu'en empêchant les paupières de frotter sans cesse contre la surface enflammée de la cornée.

Il existe du reste à ce sujet de grandes différences individuelles. Lorsque les paupières sont très-lâches et que le blépharospasme est peu marqué, des granulations rétro-tarsiennes volumineuses ou des trachomas peuvent n'avoir qu'une influence minime sur la cornée. Au contraire, dans des conditions opposées, de toutes petites granulations peuvent irriter fortement cette membrane.

C'est dans ces derniers cas qu'on a proposé l'opération du phimosis palpébral. La commissure externe des paupières est incisée et la conjonctive est fixée à la peau par deux points de suture, afin d'empêcher la réunion des deux lèvres de la plaie. Le débridement doit comprendre non-seulement la peau, mais encore le muscle orbiculaire, et s'étendre jusqu'au bord externe de l'orbite. Pendant cette opération on coupe souvent une petite artériole : de là une hémorrhagie qu'on arrête aisément en tamponnant avec un morceau d'amadou ou en comprimant avec le doigt.

Le résultat de cette opération est généralement insuffisant. C'est pourquoi Cusco, dans le but d'empêcher la réunion des bords de la plaie, a proposé d'insinuer entre ceux-ci un petit lambeau de peau triangulaire qu'on mobilise par la dissection, et qu'on fixe par des points de suture.

Ce débridement agit favorablement sur le pannus non-seulement en relâchant les paupières, mais encore comme saignée locale et comme révulsif.

Lorsqu'il ne produit pas l'effet désiré, et que les paupières continuent à se renverser en dedans, on peut encore avoir recours à la suture palpébrale, comme le faisait Gaillard, de Poitiers, ou bien à la traction élastique, que nous avons souvent employée avec succès.

Il va sans dire que si le trachoma est très-prononcé, on tâchera d'en diminuer les aspérités en saupoudrant la face interne des paupières avec l'acétate de plomb, ou par l'application de la solution de nitrate d'argent au 30ᵉ, qu'on aura soin de faire suivre d'un lavage à l'eau salée.

Lorsque le pannus est sarcomateux, il ne faut pas se contenter de combattre les causes qui l'ont fait naître; il faut agir sur le globe oculaire lui-même, afin d'en modifier la vitalité.

Dans ce but, on a proposé de toucher le pannus avec le sulfate de cuivre en solution ou cristallisé; avec la solution de sulfate de zinc au centième. Les préparations à base d'argent ou de plomb doivent être rejetées, de peur que les dépôts métalliques ne se combinent avec le tissu cornéen mis à nu par la chute de son épithélium.

J.-J. Chisholm (1) préconise l'emploi d'un collyre composé d'une partie d'essence de térébenthine et de deux parties d'huile d'olive. Il cite à l'appui de cette méthode l'observation d'un homme de trente ans, atteint d'un pannus sarcomateux fort épais, contre lequel tous les traitements usités en pareil cas, y compris l'excision d'une large zone de conjonctive péricornéale, avaient complétement échoué. Dès les premières instillations de ce collyre, un mieux sensible se manifesta, la vascularisation de la cornée alla

<hr>

(1) Chisholm, *Annales d'oculistique*. 1874, t. LXXI, p. 95.

en diminuant, et au bout de quelques semaines cette membrane avait suffisamment recouvré sa transparence pour qu'il fût possible de distinguer la coloration de l'iris et les contours de la pupille. Le malade continua l'usage de ce collyre, et bientôt la guérison était si complète, qu'il était difficile de reconnaître lequel des deux yeux avait été atteint.

Ce collyre nous paraît mériter d'être essayé.

La péritomie est un excellent moyen de combattre le pannus. Nous nous sommes déjà longuement entretenus de cette méthode dans une de nos leçons précédentes, et nous en parlerons peu ici. C'est un moyen tellement efficace, qu'il tend de plus en plus à remplacer l'*inoculation blennorrhagique*, qu'on réserve aujourd'hui pour les cas les plus graves de pannus sarcomateux contre lesquels la péritomie elle-même a échoué.

C'est ainsi que tout dernièrement nous avions dans notre service un malade qui, au moment de son entrée à l'hôpital, était atteint de pannus sarcomateux des deux yeux, avec perte à peu près complète de la vue. Antérieurement il avait subi, dans divers services, tous les traitements usités en pareil cas, y compris les péritomies répétées. Nous lui fîmes l'inoculation blennorrhagique, et au bout de six semaines le malade quittait l'hôpital avec une vue suffisamment bonne pour pouvoir se conduire et même pour lire les caractères d'un journal. Cet exemple, pris parmi beaucoup d'autres, montre que l'inoculation blennorrhagique est un moyen précieux et qu'il faut conserver.

QUATORZIÈME LEÇON

Kératite interstitielle diffuse ou pointillée; kératite hérédo-syphilitique d'Hutchinson. — Historique. — Symptomatologie et marche. — Nature et pathogénie; discussion des idées d'Hutchinson. — Conformation particulière des ، dents. — Surdité qui accompagne habituellement la kératite interstitielle.— Traitement.

Cette kératite est connue et décrite depuis de nombreuses années. Sichel père (1) et Desmarres (2) en parlent dans leurs ouvrages et insistent sur le siége plus ou moins profond de cette affection, ainsi que sur l'aspect pointillé que présente la cornée ; Sichel l'avait appelée « kératite vasculaire interstitielle ponctuée ».

Mackenzie (3) s'est surtout occupé de la nature de cette kératite, qu'il crut devoir rattacher à la *scrofule*. Hutchinson (4), au contraire, ayant observé entre la syphilis et la kératite interstitielle une relation constante, décrit cette dernière affection sous le nom de *kératite hérédo-syphili-*

---

(1) Sichel. *Traité de l'ophthalmie*, p. 61, et *Iconographie ophthalmologique*. 1837.

(2) Desmarres, *Traité théorique et pratique des maladies des yeux*, t. II, p. 245. 1847.

(3) Mackenzie, *Traité des maladies de l'œil*, t. I, p. 847. 1856.

(4) J. Hutchinson, *Opth. Hospital reports*, t. I, p. 226 et 292, et t. II, p. 54 et 258. 1857, 1859, 1860.—*Clinical memoir on certain discaes of the ear and eye consequent of inherited syphilis*. 1863.

tique. Nous discuterons plus tard, à propos de l'étiologie, la valeur des opinions adoptées par ces deux auteurs.

Le travail d'Hutchinson fut suivi de nombreuses publications, la plupart favorables à ses idées. En 1860 Stanley (1) publie deux cas de kératite interstitielle, et Galligo (2) fait de cette maladie le sujet d'une communication qui est reproduite dans les *Annales d'oculistique*. La même année, Pridgin Teal (3) en relate un cas dans lequel l'iridectomie fut pratiquée avec succès.

En 1861, Haller (4) en publie deux cas.

En 1863, Lawrence (5) cite des observations de kératite interstitielle intra-utérine.

En 1864 et en 1866, W. Watson (6) et Taylor (7) font également de la maladie qui nous occupe le sujet de diverses publications.

Les idées d'Hutchinson ont donc trouvé de nombreux partisans; il s'en faut cependant beaucoup qu'elles soient admises par tout le monde. En 1867, Moorin (8) niait la relation qui existerait, d'après Hutchinson, entre la conformation des dents et la kératite interstitielle.

En 1871 (9) nous avons discuté, au sein de la Société de chirurgie, la pathogénie de cette affection, et plusieurs membres, parmi lesquels nous citerons MM. Gi-

(1) Stanley, *Med. Times and Gazette*, juin 1860.
(2) Galligo, *Annales d'oculistique*, t. LXIII, p. 185. 1860.
(3) Teal, *Med. Times and Gazette*, p. 539. 1860.
(4) Haller, *Bayer. ärzl. Intelligenzblatt*, n° 7. 1861.
(5) Lawrence, *Klin. Monatsblätter*, t. I, p. 204. 1863.
(6) Watson, *Ophthalm. Hosp. reports*. 1864.
(7) Taylor, *Ophthalm. Review*, avril 1866.
(8) Moorin, *Ophthalm. Beobachtungen*, p. 64. 1867.
(9) Panas, *Bull. Soc. chirurgie*, p. 239 à 261. Paris. 1871.

ı aud-Teulon, Giraldès, Maurice Perrin, Dolbeau, ont pris
la parole soit pour appuyer les idées de l'auteur anglais,
soit pour les combattre.

A part cette divergence d'opinions sur la pathogénie de
la kératite interstitielle, il est un certain nombre de faits
sur lesquels tous les auteurs s'accordent. Ainsi tous reconnaissent que cette affection a toujours une marche très-
lente, et qu'elle dure quelquefois plusieurs années. Des-
mares parle d'individus qui avaient la cornée ponctuée
depuis dix ans.

Avant de chercher à discuter l'origine du mal, il sera
utile d'en esquisser les caractères, après quoi nous insisterons sur le traitement qui nous a paru donner les meilleurs
résultats.

Description de la maladie. — Tout à fait au début, la
lésion semble concentrée au pôle de la cornée, ou bien à
un quart, ou à la moitié de la circonférence de celle-ci, et
ce n'est qu'à l'aide de l'éclairage oblique que l'on peut
arriver à en préciser exactement les caractères; c'est ainsi
que, vue de face et à la lumière diffuse, la cornée paraît
seulement un peu terne, et à peine peut-on y remarquer
çà et là quelques points grisâtres qui tranchent par leur
opacité sur le tissu plus ou moins translucide de la cornée.
Par l'éclairage oblique il sera, au contraire, toujours possible de noter les particularités suivantes : sur le fond très-
légèrement opalescent de la tache on aperçoit une foule de
points grisâtres plus ou moins foncés et extrêmement petits
qui donnent à l'ensemble un aspect finement granité. La
partie où ce pointillé est le plus serré n'est pas le centre,
mais la périphérie du disque cornéal, et cette tache opaque

ne se montre pas toujours circulaire ou disposée en anneau, mais peut encore revêtir la forme d'un demi-anneau ou d'un croissant qui se complète plus tard par les progrès de la maladie, ainsi que nous en avons vu maints exemples. Chose digne de remarque, lorsqu'on n'a affaire qu'à un simple croissant, celui-ci correspond plus souvent à la partie interne et inférieure de la pupille qu'à sa partie externe et supérieure.

Cette prédilection de la maladie pour les parties basses de la cornée serait-elle sous l'influence de la déclivité, comme cela s'observe dans l'iritis? Cela nous paraît probable.

A mesure que la maladie fait des progrès, on voit la tache s'étendre du centre à la périphérie qui reste, en tout temps, la partie la plus transparente et la moins affectée de la cornée. Par contre, la nébulosité centrale devient parfois telle, qu'il est impossible de distinguer au travers l'état de la pupille.

Le siége de ce pointillé n'est pas toujours le même et peut varier suivant les cas; c'est ainsi que tantôt il semble être situé très-superficiellement sous l'épithélium et la membrane de Bowman, et d'autres fois plus profondément entre les lames de la cornée ou même vers la membrane de Descemet. Règle générale, plus la maladie est ancienne, et plus la cornée se trouve affectée profondément.

Ces différences dans le siége expliquent sans doute pourquoi l'épithélium de la face antérieure de la cornée est tantôt préservé, tantôt au contraire exfolié comme si on l'avait piqué avec la pointe d'une aiguille. C'est ce qui s'observe surtout à l'état aigu et lorsque l'attaque est au summum de son intensité.

Pour s'assurer de l'état de la couche épithéliale, il suffit de faire tomber très-obliquement un rayon lumineux concentré par la loupe, ou bien encore de promener la flamme d'une bougie au devant de la cornée, et d'observer si le spectre cornéal est net, ou s'il est terne et diffus comme le serait un verre dépoli à l'émeri.

Dans cette variété de kératite l'injection vasculaire peut être légère ou plus ou moins intense suivant les cas, et, aussi, suivant le stade de la maladie.

Tout à fait au début, on aperçoit un cercle périkératique composé de vaisseaux fins, radiés, d'un rouge carmin et qui semblent situés, pour la plupart, sous la conjonctive, dans le tissu épiscléral. A mesure que la maladie fait des progrès, l'injection devient plus forte et les vaisseaux envahissent de proche en proche le tissu de la cornée. Ils sont si fins et si serrés, qu'au premier abord et, sans le secours de la loupe, on croirait à un épanchement sanguin entre les lames de la cornée, ou même à un hypohéma. Presque toujours c'est la partie inférieure de la cornée qui est le siége principal de cette production vasculaire, dont l'existence est essentiellement transitoire et qui coïncide avec le summum d'acuité de la maladie. Il n'est même pas rare de voir le développement des vaisseaux dans la cornée précéder la résolution et annoncer, en quelque sorte, le retour de cette membrane à son état normal.

On n'observe presque jamais de chémosis séreux ou inflammatoire du tissu cellulaire sous-conjonctival, du moins à un degré notable.

L'iritis séreuse ou *aquo-capsulite* ne complique que très-rarement la kératite pointillée. Par contre, nous avons rencontré des cas où il y avait manifestement un certain degré d'épisclérite ou de scléro-choroïdite antérieure. Celle-ci est caractérisée par l'amincissement bleuâtre avec légère ectasie et injection vasculaire intense de la portion ciliaire de la sclérotique.

Dans aucun cas la sensibilité tactile de la cornée ne nous a paru émoussée. On rencontre habituellement de la photophobie et du blépharospasme, quoique à un degré infiniment moindre que dans les kératites ulcéreuses et phlycténulaires. S'il survient de l'épiphora, celui-ci est généralement modéré.

Quant aux douleurs spontanées et à la sensibilité à la pression du globe oculaire, elles n'existent réellement que dans la période d'acuité du mal. Elles peuvent être alors assez intenses pour priver le malade de sommeil et entretenir une légère accélération fébrile du pouls.

Il va sans dire que cette opacification de la cornée diminue proportionnellement l'acuité visuelle qui variera depuis la simple altération de la netteté des images jusqu'à l'impossibilité de distinguer les doigts les uns des autres.

Diagnostic. — La kératite interstitielle ne devra pas être confondue avec l'aquo-capsulite, qui siége dans la membrane de Descemet, s'accompagne d'iritis séreuse et n'altère pas l'épithélium de la face antérieure de la cornée.

Daguenet (1) admet une variété particulière de kératite interstitielle, qu'il désigne sous le nom de *kératite proliférante.* Les caractères qu'il en donne (tache unique, et le plus souvent centrale, limitation du mal à un seul œil, et surtout manque de vascularité de la cornée), ne nous paraissent pas

(1) *Journal d'ophthalmologie de Paris,* août 1872.

justifier suffisamment cette distinction, d'autant plus que
de son propre aveu cette affection reconnaît la même cause
que la kératite diffuse, à savoir le lymphatisme.

Marche et terminaison. — Ce qui caractérise la kératite
interstitielle, au point de vue de la durée, c'est, nous l'avons
déjà dit, l'extrême lenteur de sa marche. Pendant des mois,
et parfois pendant des années, on la voit s'attaquer à un œil,
le plus souvent aux deux, sans qu'il y ait absolument rien de
fixe dans la durée pas plus que dans la succession des attaques.

La terminaison est le plus souvent favorable, en ce sens
que la cornée ne devient jamais le siége de suppuration ou
d'ulcères. Ce n'est que dans des cas fort rares et tout à fait
chroniques que nous avons vu survenir un kératocône, par
suite, sans doute, de la diminution de consistance de la
cornée, jointe à une augmentation progressive de la tension
intra-oculaire. Nous en avons en ce moment un exemple
sous les yeux, et il est aisé de voir qu'en pareil cas l'affection primitive s'est compliquée d'un certain degré d'épisclérite et de cyclite.

Il peut arriver que l'affection rétrograde; quelquefois
même l'amélioration est telle, que la cornée recouvre toute
sa transparence. Le plus souvent, néanmoins, un néphélion
central subsiste encore très-longtemps, sinon toujours,
après la terminaison de la maladie, comme marque du trouble profond qu'a subi le tissu de la cornée.

Dans bon nombre de cas, la vascularisation de la cornée
précède et accompagne la disparition de l'affection. Il semble
que l'apport d'une plus grande quantité de sang facilite les
échanges nutritifs à l'aide desquels le tissu malade recou-
vrera sa transparence normale.

Étiologie. — On s'accorde généralement pour attribuer au *lymphatisme* la plus grande part dans le développement de la kératite interstitielle. Mackensie avait, ainsi que nous l'avons dit précédemment, reconnu toute l'importance de cette cause, et rattachait la kératite interstitielle à la scrofule. Le sexe féminin, une constitution débile et la chloro-anémie, ont aussi été signalées par tous les auteurs comme des causes prédisposantes de cette affection.

La kératite interstitielle n'est pas d'ailleurs une maladie bien fréquente. Sur un relevé de 5,069 malades ayant atteint ou dépassé l'âge pubère, nous n'avons rencontré que 40 cas de kératite interstitielle, ce qui donne la proportion de un cas sur cent vingt-sept (1).

On ne retrouve presque jamais dans les antécédents des malades la scrofule ganglionnaire ou les diverses formes d'ophthalmie strumeuse du premier âge, telles que la conjonctivite ou la kératite phlycténulaire, la conjonctivite granulaire, la blépharite glandulo-ciliaire, etc. Par contre, l'impétigo de la face, l'acné lymphatique du visage et du dos, l'eczéma strumeux des lèvres, les nodus aux jambes, et parfois l'angine ulcéreuse de la scrofule précédent ou accompagnent la kératite diffuse. Celle-ci est d'ailleurs l'apanage de la puberté et du jeune âge, et ne s'observe qu'exceptionnellement chez les enfants en bas âge.

Lorsqu'on examine ces malades, on est tout d'abord frappé de la conformation particulière de la face, conformation qui dénote un arrêt de développement survenu dans les premières années de la vie. Hutchinson a surtout insisté sur les caractères suivants : Les dents permanentes sont presque

(1) Le Dauphin, *De la kératite interstitielle*, Th., Paris, 1875.

toujours rudimentaires, rabougries, espacées et insuffisantes en nombre. La couleur est souvent altérée. De plus, la couronne s'use et s'échancre en forme de V renversé, et cette déformation caractéristique s'observe principalement sur les *incisives moyennes* de la mâchoire supérieure.

Nous ajouterons à ces caractères le peu de développement des maxillaires. De là une voûte palatine étroite et ogivale; un nez court et aplati et une voix plus ou moins nasonnée.

Hutchinson va sans doute trop loin en disant que : « Depuis qu'il s'est fait une règle de regarder la bouche, il n'a pas encore rencontré un seul cas de kératite interstitielle bien caractérisée dans lequel les dents aient présenté une forme et des dimensions normales. » Pour notre compte, nous avons observé bien des cas (dans la proportion de deux ou trois p. 10) dans lesquels les dents étaient absolument normales, aussi bien comme forme que comme dimensions et comme couleur; nous nous rappelons même un jeune garçon de douze ans qui avait les dents les plus belles et les plus blanches que l'on puisse trouver, et qui n'en était pas moins atteint d'une kératite diffuse parfaitement caractérisée, et de nodus strumeux très-nets sur la face interne des deux tibias. Nous observons en ce moment au Bureau central un beau garçon de quatorze ans, guéri par nous de deux attaques très-graves de cette même kératite, et qui possède une denture également normale. Il en est de même chez une jeune fille qui est encore dans nos salles; nous pourrions en citer bien d'autres exemples.

Moorin (1), de son côté, tombe dans l'exagération con-

(1) *Ophthalmiatrische Beobachtungen. Krankheiten der Hornhaut und der Sclera*, p. 94. Berlin.

traire lorsqu'il prétend qu'on ne peut démontrer aucune relation entre cette variété de kératite et la conformation des dents décrite plus haut.

La vérité est que bien des gens atteints de l'affection qui nous occupe ont réellement les dents malades et rudimentaires. Mais aussi que de personnes présentent ce même arrêt de développement du système dentaire sans la moindre trace de kératite diffuse! Il suffit de fréquenter les services des scrofuleux et des rachitiques à l'hôpital Saint-Louis et ailleurs pour s'en convaincre.

Il était d'autant plus nécessaire, selon nous, d'insister sur ce point, que nous nous trouvons en face d'une autre affirmation beaucoup plus grave d'Hutchinson, à savoir que la kératite diffuse, aussi bien que la malformation des dents sont dues à une seule et même cause originelle, la *syphilis héréditaire*.

Ici je me sépare absolument du célèbre chirurgien anglais, ainsi que j'ai eu l'occasion de l'exposer déjà au sein de la Société de chirurgie de Paris (1).

En France, nous sommes plus difficiles et, si je ne me trompe, plus justes dans l'appréciation de la part qui revient à la syphilis dans le développement des maladies en général.

Or, qui ne sait que la syphilis héréditaire n'attend point des mois et des années pour se révéler, mais qu'elle se montre dès les premières semaines de la vie extra-utérine. Il est au moins étrange qu'il faille ainsi huit, dix, quinze, vingt ans et au delà pour que l'influence héréditaire se fasse sentir sur la cornée.

(1) *Bulletins de la Soc. chirurgie*, p. 231. Paris, 1871.

Mais, dira-t-on, les sujets actuellement atteints de kératite interstitielle ont pu avoir en bas âge d'autres manifestations précoces de syphilis infantile ; c'est l'opinion
d'Hutchinson qui a dit avoir rencontré ces manifestations
trente-deux fois sur trente-huit cas, lorsqu'il a pu obtenir
des renseignements suffisants auprès des parents.

Ceux qui connaissent l'histoire de la syphilis n'accorde-
ront qu'une médiocre confiance aux renseignements donnés
par les parents, renseignements qui, forcément, risquent
d'être faux neuf fois sur dix.

Mais, dira-t-on encore, les nodus aux jambes, les affections ulcéreuses de la gorge et du voile du palais, qui accompagnent parfois la kératite interstitielle, n'indiquent-
ils pas assez que l'origine du mal est la syphilis? — Pas
davantage, car on sait aujourd'hui que des maladies autres
que la syphilis, et en particulier la scrofule, peuvent déterminer des ulcérations, des perforations et des brides pharyngo-
palatines. Aussi une pareille preuve n'a-t-elle pas aujour-
d'hui la valeur que lui suppose Hutchinson, et n'est-ce pas
sans un certain étonnement que nous lui voyons mentionner
le lupus parmi les complications syphilitiques possibles de la
kératite interstitielle.

Nous laissons de côté toutes les incertitudes que rencontre l'observateur rigoureux chaque fois qu'il se propose de
scruter le passé des parents dans le but d'y trouver des tra-
ces de syphilis ancienne; car, dans ces cas, non-seulement
les malades se trompent souvent, mais encore combien de
médecins ont traité comme syphilitiques des gens por-
teurs de blennorrhagies ou de chancres simples ou de dermatoses qui n'ont absolument rien de commun avec la sy-

philis ! Si l'on admet celle-ci, il reste encore à examiner à quelle époque de la vie des parents la contagion a eu lieu. Est-ce le père seul, est-ce la mère, sont-ce tous les deux à la fois qui se trouvaient contaminés au moment de la conception ou de la gestation?... Questions toujours difficiles à résoudre, et qui soulèvent de graves problèmes dont la solution est loin d'être indifférente pour quiconque se rappelle que de grandes autorités en matière de syphilis, Cullerier entre autres, nient la transmission de la syphilis du père à l'enfant, si la mère n'a pas elle-même été infectée.

Un argument non moins important contre l'origine syphilitique de la maladie qui nous occupe réside dans l'immunité absolue de la cornée qui est respectée dans le cours d'une syphilis acquise, alors que nous voyons cette affection s'attaquer de préférence aux autres parties de l'œil, et en particulier à l'iris, à la choroïde et à la rétine. Y aurait-il, par hasard, une différence entre les lésions de la syphilis héréditaire et celles de la syphilis acquise? Chacun sait que non : d'où cette conclusion légitime que la cornée paraît être un des tissus les moins propices au développement des manifestations syphilitiques.

Enfin le traitement lui-même fournit un argument en faveur de l'origine lymphatique de la maladie : ce sont en effet les antiscrofuleux (huile de foie de morue, iode, fer, quinquina), qui ont donné entre les mains de tout le monde les meilleurs résultats, tandis que les mercuriaux se sont montrés plutôt nuisibles qu'utiles.

Si nous nions que la syphilis ait une action directe sur la production de cette maladie, nous n'allons pas jusqu'à lui refuser toute espèce d'influence. La syphilis intervient en épuisant l'organisme, d'où il résulte pour les enfants une prédisposition au développement de la kératite interstitielle que nous considérons comme une maladie essentiellement cachectique.

Complications. — Hutchinson a signalé, dans un certain nombre de cas de kératite interstitielle, la coexistence de la surdité, sur laquelle Davidson (1) a également insisté. D'après ce dernier auteur, la surdité liée à la kératite et à l'existence de dents incisives coniques et espacées s'est montrée à lui chez des sujets de onze à seize ans, jamais avant la huitième année ni après la dix-huitième.

Les classes pauvres, auxquelles appartiennent les sujets mal logés, mal habillés, mal nourris, exposés aux mauvaises influences atmosphériques et particulièrement au froid humide, sont celles qui fournissent le contingent le plus élevé à l'affection que nous étudions.

Si l'on excepte un cas unique, appartenant au sexe masculin (garçon de huit ans), tous ces malades étaient des filles ; aussi l'auteur pense-t-il que les troubles utérins doivent jouer un rôle prépondérant dans le développement de la maladie. A l'appui de cette manière de voir, l'auteur cite deux observations où le mal semblait lié à l'aménorrhée. Dans les deux cas, la kératite et la surdité ont cédé après une double iridectomie jointe à une médication mercurielle locale et générale.

D'après Davidson, la membrane du tympan, que l'on trouverait vascularisée, ainsi que le conduit auditif, serait la cause de cette surdité qui accompagne la kératite dif-

---

(1) *Annales d'oculistique.* 1871, t. LXV, p. 125 .

fuse. Plus tard la membrane tympanique se montre épaissie, d'un blanc terne et privée d'élasticité. Très-fréquemment la trompe d'Eustache se trouve participer à l'inflammation, et peut même s'obstruer.

Le pronostic est toujours sérieux parce que le tympan, une fois altéré dans sa texture, ne recouvre pas son élasticité première : la netteté de l'ouïe est donc souvent compromise. Voici ce qu'en dit Davidson : Dans trois cas la surdité se maintint absolue; dans cinq autres le bruit d'une montre ne s'entendait qu'à une distance variant de deux à huit pouces; enfin dans les deux derniers il était perçu à trois pieds, au lieu de l'être à six pieds comme cela a lieu normalement.

Les meilleurs résultats, quant à l'acuité de l'ouïe, ont été obtenus chez les malades qui, dès le début, furent soumis à un traitement général reconstituant.

L'origine syphilitique de l'affection, contestée aujourd'hui, dit Davidson, par beaucoup d'auteurs, n'a pu être établie par lui que dans 20 p. 100 des cas.

Traitement de la kératite interstitielle. — En première ligne se place ici le traitement général, comme s'adressant à la cause originelle de la maladie, cause originelle qui est souvent triple, à savoir : le lymphatisme, l'affaiblissement de la constitution, la chloro-anémie avec ou sans troubles menstruels.

Pour répondre à ces indications on prescrira, si faire se peut, le séjour au grand air et à la campagne, un régime fortement azoté, les corps gras s'ils sont supportés par l'estomac, et particulièrement l'huile de foie de morue, puis le fer, l'arsenic, les préparations de quinquina.

Tandis que le mercure nous a paru contre-indiqué, les iodurés, et en particulier l'iodure de potassium, à la dose de 2 à 4 grammes par jour, nous ont semblé avoir une action élective sur cette affection de la cornée.

Il va sans dire que, s'il se déclarait des complications, on aurait recours aux moyens propres à les combattre. C'est ainsi que s'il survient des douleurs vives, avec rougeur intense de la sclérotique et photophobie, nous nous trouvons bien de l'application d'une ou deux ventouses Heurteloup, ou d'une ou deux sangsues à la tempe. Les injections hypodermiques de chlorhydrate de morphine faites au pourtour de l'orbite, et l'administration de quelques révulsifs intestinaux nous ont également donné de bons résultats. Dans quelques cas nous avons aussi employé avec succès, contre l'élément douleur, le bromure de potassium, à la dose d'un ou deux grammes par jour.

Tout dernièrement, ayant à traiter deux cas de kératite interstitielle vasculaire, compliqués de sclérite et de cyclite, avec douleurs vives et photophobie, nous avons essayé le jaborandi en infusion, à la dose de deux à quatre grammes par jour. Bien que le médicament ait été administré pendant dix jours de suite, nous n'avons obtenu qu'une amélioration légère et transitoire ; les autres moyens précédemment cités sont venus à bout de l'attaque, et aujourd'hui ces deux malades se trouvent en pleine voie de guérison.

Une autre considération qui nous empêcherait de conseiller l'emploi du jaborandi en pareil cas, c'est la débilité consécutive à la salivation et à la sudation abondantes provoquées par ce médicament.

Quant au traitement *local* de la kératite diffuse, il devra être le plus simple possible, l'expérience ayant démontré que les collyres irritants et les pommades plus ou moins caustiques ne font qu'aggraver le mal. On pourra toutefois avoir recours à ces moyens dans les cas relativement rares où il existe quelque complication phlegmasique du côté des paupières ou de la conjonctive.

Le collyre d'atropine, grâce à son action sur la pupille, sur la douleur et sur la sécrétion, nous a rendu souvent de réels services, surtout lorsqu'une phlegmasie profonde de l'œil venait compliquer la kératite.

Si le mal, en revêtant la forme subaiguë, suit une marche essentiellement chronique, nous nous trouvons bien de l'emploi des compresses chaudes, dont nous continuons l'application jusqu'à ce que la cornée se vascularise. Il n'est pas rare de voir la cornée reprendre sa transparence normale dans un espace de temps relativement court.

La paracentèse de la chambre antérieure, proposée par Horner (1) dans le traitement de la kératite interstitielle, ne serait indiquée que lorsque l'affection se complique d'hypertonie, avec douleurs ciliaires vives.

On a proposé également l'iridectomie, que nous avons pratiquée cinq ou six fois, sans grand profit pour le malade.

Un de nos anciens élèves, M. Brière (du Havre) (2), dit avoir constaté, dans un cas, les bons effets de l'emploi des courants continus descendants, produits par quatre ou six éléments de la pile de Trouvé, au sulfate de cuivre. Trois semaines suffirent, dit-il, pour obtenir la guérison. Il est bon de faire observer que, chez le malade de M. Brière, le

(1) *Annales d'oculistique.* 1874, t. LXXII, p. 106.
(2) *Prag. Med. Wochenschrift*, 1864.

début de l'ophthalmie ne remontait qu'à quinze jours. On ne saurait dès lors rien conclure touchant l'efficacité de ce mode de traitement contre les véritables kératites interstitielles diffuses chroniques, dont la durée se mesure par des mois et des années, et qui résistent parfois à tous les moyens thérapeutiques.

Nous devons signaler, en terminant, une cure extrêmement remarquable obtenue chez un de nos malades à la suite d'une double strabotomie (section des deux muscles droits internes), pratiquée en vue de remédier à un double strabisme convergent. Cette opération, faite d'abord sur l'œil gauche, puis sur l'œil droit, eut pour effet d'éclaircir les cornées qui étaient le siége d'une double kératite parenchymateuse diffuse chronique. Celle-ci remontait à plus de deux ans, et ne permettait à la malade de distinguer que le jour de la nuit. La malade est actuellement en état, nonseulement de se conduire, mais encore de lire les gros caractères d'imprimerie, et même de distinguer la tête et la pointe d'une épingle.

QUINZIÈME LEÇON

Cette kératite se distingue des autres par une très-grande tendance à la suppuration. Celle-ci occupe ordinairement une grande étendue de la cornée. Le pus peut se faire jour au dehors ou bien s'épancher dans la chambre antérieure en suivant un trajet généralement oblique de haut en bas et d'avant en arrière.

Lorsque le tissu cornéen est infiltré de pus, il peut se détruire moléculairement ou bien se nécroser par larges plaques qui s'exfolient et tombent. Dans les deux cas il reste des ulcères à fond pultacé et grisâtre.

Il arrive parfois que l'infiltration purulente occupe toute la périphérie de la cornée et prend la forme d'un anneau. Dans ces cas la partie centrale restée transparente est privée de ses éléments nutritifs. Aussi ne tarde-t-elle pas à se sphacéler et à tomber en détritus.

Mais le plus souvent *l'abcès*, qu'il débute par la partie centrale ou par la périphérie, s'étend aux parties déclives de la cornée, et se présente sous la forme d'une demi-lune dont le bord supérieur est tantôt convexe, tantôt concave.

Dans tous les cas le tissu cornéen voisin de l'abcès s'opacifie et devient le siége d'une nébulosité interstitielle grisâtre dont l'intensité diminue à mesure qu'on s'éloigne de l'abcès. Ce trouble de la cornée est ordinairement uniforme. Parfois il se présente sous l'aspect de rayons ou de raies verticales qui sont elles-mêmes plus ou moins opaques.

Cette infiltration purulente est tantôt superficielle, tantôt plus ou moins profonde. On diagnostique facilement son siége au moyen de l'éclairage oblique. La collection purulente est souvent unique. Lorsqu'il y a plusieurs foyers ceux-ci sont généralement très-petits. Plus tard ils se réunissent et forment un seul et même abcès.

Les opinions sont partagées sur l'origine de ce pus qui infiltre la cornée. Les uns le considèrent comme une production endogène résultant d'une multiplication par sisciparité des corpuscules plasmatiques qui entrent dans la constitution du tissu propre de cette membrane. D'autres, et ceux-là sont les plus nombreux aujourd'hui, sont d'avis que les leucocytes proviennent des vaisseaux de la périphérie dont ils se sont échappés par diapédèse. Dans les cas de plaie de la cornée, il n'est pas rare de voir s'accumuler très-rapidement autour du point lésé un amas de globules de pus.

Stromeyer (1) pense qu'ils viennent de la conjonctive enflammée, et qu'ils ont pénétré dans la cornée par sa solution de continuité. De notre côté nous avons depuis longtemps remarqué que si l'opération de la cataracte par le procédé

____

(1) Stromeyer, *Archiv für Ophthalmologie*, t. XIX, p. 1-139.

linéaire ou à lambeau a été pratiquée sur un œil qui vient à être pris de conjonctivite purulente ou de dacryocystite, le pus sécrété envahit d'abord les angles, puis les lèvres de la plaie cornéale, et bientôt s'épanche dans la chambre antérieure. Aussi avons-nous soin dans nos opérations de cataracte de combattre toute complication antérieure de conjonctivite ou de dacryocystite. Nous évitons également de tailler des lambeaux conjonctivaux, contrairement aux préceptes de de Graefe et de Desmarres, dans le but de ne pas créer des conditions favorables au cheminement des globules de pus de la conjonctivite enflammée vers la plaie cornéale. Enfin nous nous efforçons de prévenir le développement des conjonctivites consécutives à l'opération, en diminuant la durée de l'occlusion des paupières qui est une cause importante de conjonctivite catarrhale. Si malgré toutes ces précautions celle-ci vient à apparaître, nous la traitons suivant les conseils de de Graefe par les collyres modificateurs (sulfate de zinc ou nitrate d'argent). Ce savant oculiste avouait lui-même qu'il ne réussissait à sauver la plupart des yeux qu'il avait opérés de la cataracte que depuis qu'il avait appris à bien traiter les accidents consécutifs à cette opération.

Les abcès de la cornée sont toujours accompagnés d'une injection périkératique qui siége dans les vaisseaux de la conjonctive et de l'*épisclère*. Nous avons déjà indiqué les caractères cliniques de cette vascularisation à propos des kératites en général. Son intensité est très-variable. Quelquefois l'injection est assez considérable pour cacher complétement la coloration de la sclérotique. Dans d'autres cas, au contraire, elle est très-peu marquée.

La photophobie et les douleurs ciliaires varient tout autant dans leur intensité non-seulement suivant les individus, mais encore suivant les différentes périodes de la maladie.

C'est en se fondant sur ces différences dans l'acuité de l'affection qu'on a été conduit à distinguer deux espèces principales de kératite purulente : l'une a été appelée kératite *sthénique*, l'autre kératite *asthénique*, ou encore abcès atonique de la cornée.

Dans cette dernière forme, qui est de beaucoup la plus grave, la cornée peut s'ulcérer et se détruire avec la plus grande rapidité. Quelquefois on observe en même temps une *insensibilité* complète de toute cette membrane. Nous avons dit plus haut que la section expérimentale ou la destruction morbide de la cinquième paire était suivie d'accidents tout à fait semblables du côté de la cornée. C'est ce qui a valu à cette kératite la dénomination d'*ophthalmie neuro-paralytique*

COMPLICATIONS. La kératite suppurative se complique souvent d'hypopyon. Ce fait connu depuis longtemps a reçu diverses interprétations.

Rosas (1) croit que dans la grande majorité des cas l'hypopyon résulte d'une transsudation de la matière fibrineuse avec fermentation de pus et coagulation de l'exsudat dans la chambre antérieure.

On avait déjà pensé avant lui que l'hypopyon pouvait être attribué à une rupture des couches profondes de la cornée, rupture qui aurait permis au pus de s'épancher dans la chambre antérieure. Weber (2) adopta cette opinion et dé-

---

(1) Rosas, *Sur l'Hypopyon Keratitis, Archiv für Ophthalmologie*, t. II, p. 2-151.

(2) Weber, *Archiv für Ophthalmologie*, t. VIII, p. 1-332.

clara même que dans tous les cas il se chargeait de démontrer avec un stylet la communication entre la chambre antérieure et la cavité de l'abcès.

Arlt (1) ayant essayé l'exploration avec le stylet, déclare
que la valeur de ce genre de démonstration lui paraît dou-
teuse. Il y joignit l'examen de la cornée par l'éclairage latéral. Malgré l'emploi de ces deux moyens d'investigation il
n'arriva point à se convaincre de la réalité d'une rupture
des couches profondes de la cornée. Bien plus, il attribue la
formation du pus dans la chambre antérieure à une iritis
concomitante, et appuie son opinion sur les raisons suivantes :

1° Les abcès de la cornée ou les ulcères de cette membrane
sont toujours accompagnés des signes de l'iritis, lorsque les
conches profondes de la cornée sont altérées par le processus
purulent ;

2° Il n'a y jamais d'hypopyon sans iritis, pas plus qu'il n'y
a habituellement d'onyx sans iritis ;

3° On sait que la consistance du pus de l'hypopyon est telle
qu'on ne peut l'extraire après la paracentèse de la chambre
antérieure qu'en le saisissant avec une pince. Aussi est-il
difficile d'admettre qu'un pus aussi épais puisse cheminer
aisément de la cavité de l'abcès de la cornée dans la chambre
antérieure ;

4° La quantité du pus contenu dans la chambre antérieure
est beaucoup plus considérable que celle qui est renfermée
dans la cavité de l'abcès. De plus, l'hypopyon se produit dans
certains cas d'iritis où la cornée est restée tout à fait intacte.

(1) Arlt, *Des abcès de la cornée, Annales d'oculistique.* 1870, t. LXIV,
p. 135 et 207.

Enfin nous devons signaler l'opinion de Walhter et de Wecker qui font intervenir, au moins en partie dans la production de l'hypopyon, l'inflammation purulente de la membrane de Descemet et l'altération des cellules de son endothélium. G. Stromayer s'élève contre cette interprétation. Dans les expériences qu'il a faites il a constaté que les couches profondes de la cornée ne contenaient pas de globules de pus. L'iris est resté également intact dans la plupart des cas, alors même que l'hypopyon était parfaitement caractérisé. Par contre il a trouvé un grand nombre de globules de pus accumulés dans la partie supérieure aussi bien que dans la partie inférieure du ligament pectiné, alors même que la maladie n'était qu'à son début. Il en conclut que ce ligament est la véritable source du pus qui constitue l'hypopyon.

Nous ne ferons qu'énumérer les ulcères, les perforations et les staphylomes irido-cornéens qui sont si souvent la suite des abcès de la cornée. Nous nous réservons de revenir plus tard sur ces accidents, et de les décrire avec tous les détails qu'ils comportent.

Diagnostic. — L'éclairage oblique rend facile le diagnostic de l'existence et du siége des abcès de la cornée. La question de savoir si le contenu de ces abcès est assez fluide pour qu'on puisse l'évacuer par une ponction de la cornée est plus difficile à résoudre, en même temps qu'elle est fort importante au point de vue du traitement.

En général, les abcès anciens se caractérisent par une coloration plus opaque et sont plus dépressibles, ce qu'on constate en appuyant sur leur surface avec la convexité de la curette de Daviel. Ces deux caractères indiquent que le pus est assez liquide et qu'il pourra être évacué plus ou moins complétement à l'aide d'une ponction. Enfin, Arlt considère comme un signe pathagnomonique de la fluidité de leur contenu l'enfoncement apparent de leur paroi antérieure, qu'il ne faut pas confondre, dit-il, avec un dépouillement total ou partiel de la couche épithéliale.

Pronostic. — Il est très-rare, sauf chez les enfants, qu'à la suite des abcès de la cornée cette membrane recouvre dans sa totalité sa transparence première. On ne peut rien espérer de mieux que la formation d'un leucome partiel, et tous les efforts du chirurgien doivent tendre à s'opposer à l'extension en surface et en profondeur, ce qui est le propre de ces abcès.

Lorsque la suppuration envahit l'iris, les procès ciliaires et la choroïde, on doit craindre, outre l'hypopyon et l'occlusion de la pupille, la phthisie de l'œil et une panophthalmie dont les suites peuvent être fatales, à cause de la douleur, de l'insomnie et de la fièvre qui l'accompagnent. Ces graves accidents s'observent surtout chez les individus âgés et épuisés par les privations.

Étiologie. — La cause prédisposante la plus importante de la kératite purulente est l'affaiblissement de la constitution, que celui-ci soit dû aux mauvaises conditions hygiéniques, aux dyscrasies ou à l'âge avancé des malades. La misère, une habitation froide et humide, l'alcoolisme avec toutes les altérations viscérales qu'il entraîne après lui, ont une influence notable sur le développement de cette maladie chez l'adulte et chez le vieillard. Chez l'enfant à la mamelle, on doit placer au premier rang des causes prédisposantes un allaitement insuffisant.

Parmi les dyscrasies nous signalérons particulièrement

l'albuminurie et le diabète. Tout récemment encore, nous avons eu l'occasion de constater la fâcheuse influence de cette maladie, même sur des individus riches, bien portants en apparence, et qui possédaient tout le confort désirable. Chez l'un d'eux nous avions diagnostiqué, quelques mois auparavant, l'albuminurie, qui avait passé inaperçue jusque-là, au moyen de l'ophthalmoscope qui nous fit voir les signes d'une rétinite apoplectique discrète. Ce diagnostic fut du reste confirmé par l'examen des urines. La fièvre typhoïde, la scarlatine, l'état puerpéral agissent particulièrement comme affections infectieuses prédisposant à la purulence de la cornée comme des autres tissus.

D'après M. Wilson (1), il est fréquent que la méningite cérébro-spinale épidémique se complique d'inflammation de la cornée, soit ulcéreuse (auquel cas il faut l'attribuer au contact prolongé de l'air par défaut d'occlusion des paupières), soit purulente. R. Schimmer (2) et Niemayer considèrent cette dernière comme très-fréquente, et l'attribuent comme la précédente au défaut d'occlusion des paupières et à l'insensibilité de la cornée. D'après eux, la même explication serait applicable à la kératite qui se montre dans le cours de la méningite tuberculeuse.

A. Buzzi (3) a observé de son côté l'infiltration purulente du parenchyme cornéen à la période ultime de l'aliénation mentale, de la pellagre et des cachexies. L'affection est généralement double. Au bout de peu de jours les lamelles cornéennes infiltrées se nécrosent, la membrane de Des-

<hr>

(1) U. Wilson, *Quarterly Journal*. Dublin, 1867.
(2) *Klinische Monatsblätter für Augenheilkunde*, 1866.
(3) Buzzi, *La kératite chez les aliénés, Annali di ottamologia*, 1874.

cemet fait hernie, se rompt et est remplacée par un staphylôme irien. Lorsque cette kératite guérit, ce qui est rare
en pareil cas, elle peut récidiver si l'état général du malade
n'est pas amélioré. Elle n'est jamais suivie de panophthalmie. Les signes fonctionnels sont peu marqués, et la sensibilité de la cornée est souvent très-affaiblie. Aussi Buzzi
n'hésite-t-il pas à trouver beaucoup d'analogie entre cette
affection et les formes neuro-paralytiques, et à lui assigner
comme origine un défaut d'innervation du trijumeau. Il
accorde cependant une certaine influence aux causes irritantes externes et à l'épuisement général.

Quant aux causes occasionnelles de la kératite purulente,
les plus fréquentes sont les traumatismes, tels que les corps
étrangers de la cornée, les grains de poussière ou les éclats
métalliques, les paillettes d'avoine ou de blé chez les mois-
sonneurs, le choc d'une branche d'arbre, etc. G. Stromeyer (1) a constaté que sur 220 cas de kératite avec hypopyon recueillis à la clinique de Zurich, 104, c'est-à-dire
46 p. 100 devaient être attribués à des traumatismes. Toutefois ceux-ci n'ont pas toujours des conséquences aussi
graves, et on a remarqué que chez les animaux les blessures
de la cornée étaient incapables de produire à elles seules
des kératites suppuratives. On comprend que cette question
a la plus grande importance au point de vue de l'opération
de la cataracte, qui, elle aussi, est une cause malheureusement des plus fréquentes de suppuration de la cornée. On
a fait intervenir à juste titre, pour expliquer ces différences,
l'état de la constitution, les mauvaises conditions hygiéni-

(1) Stromeyer, *Archiv für Ophthalmologie*, t. XIX, p. 1-39, et *Annales d'oculistique*. 1874, t. LXXXI, p. 233.

ques, l'irritation prolongée des lèvres de la plaie dans les cas où l'extraction a été laborieuse, ou bien lorsqu'on a été obligé d'avoir recours à une introduction réitérée des instruments dans l'œil. Mais avant tout il faut tenir compte de l'influence de la conjonctivite purulente, blennorrhagique, granuleuse ou autre, et de la blennorrhée du sac lacrymal (Sämisch).

Les travaux récents de Leber et d'Eberth ont fait faire de grands progrès à nos connaissances sur les causes de la kératite purulente. Le premier a inoculé dans la cornée d'un lapin des quantités considérables de leptothrix buccalis; le second des substances putrides, diphtéritiques, pyémiques, etc. Tous deux ont réussi à produire par ces moyens des kératites avec hypopyon. Ils en ont conclu qu'il se pourrait que chez l'homme l'affection fût également sous la dépendance d'une influence septique.

G. Stromeyer (1) entreprit les expériences suivantes sur des lapins, dans le but d'élucider cette question.

Dans une première série d'expériences, il produit un traumatisme *simple* de la cornée, soit en cautérisant cette membrane, soit en introduisant jusque dans la chambre antérieure un fil de fer ou d'argent. La cornée s'enflamme; il se développe un catarrhe conjonctival et quelquefois même de l'iritis. Mais jamais l'inflammation ne devient pernicieuse, putride et n'envahit d'autres parties du bulbe. La plaie se cicatrise, et la cornée recouvre bientôt toute sa transparence.

Nous avons observé récemment, dans notre service à

____

(1) Stromeyer, *Loc. cit.*

l'hôpital Lariboisière, un jeune homme qui avait un hameçon entier dans l'œil depuis huit heures. La cornée avait été embrochée de part en part, et on voyait seulement le point d'entrée et le point de sortie du hameçon. Nous en fîmes l'extraction en abrasant du côté de la pointe une lamelle de la cornée avec le bistouri. Aucun accident inflammatoire ne se produisit après cette opération. Un mois après l'enfant était complétement guéri, et la cornée conservait à peine une légère opacité linéaire. Nous pensons que la terminaison eût été toute différente s'il y avait eu en même temps une conjonctivite muco-purulente ou une blennorrhée du sac. Mais revenons aux expériences de Stromeyer.

Dans une seconde série, au lieu de produire des lésions simples de la cornée, il inocule dans cette membrane des substances septiques, telles que du leptothrix buccalis, des parcelles de muscles putréfiés, du pus d'hypopyon ou des gouttelettes d'humeur aqueuse provenant d'yeux fortement enflammés. L'inflammation ainsi provoquée revêt les caractères de la putridité, et tend à envahir rapidement les parties les plus éloignées. Toute la cornée s'infiltre de pus, surtout dans sa moitié inférieure. Celui-ci envahit les couches profondes et bientôt la chambre antérieure. L'humeur aqueuse contient de la fibrine, des globules de pus et des globules rouges de sang. L'iris est aussi intéressé. Des corpuscules de pus se montrent sur sa face antérieure, et quelquefois jusque dans l'épaisseur de son parenchyme. Enfin, les accidents peuvent se propager jusqu'au corps ciliaire et à la choroïde, et l'œil devient le siége d'une panophthalmie. L'hypopyon est survenu quarante-huit heures après l'inoculation. Ces accidents sont accompagnés d'un catarrhe conjonctival qui a pris les caractères de la blennorrhagie.

Dans certains cas, le point de la cornée où la substance putride a été inoculée est devenu le centre d'un ulcère rongeant à marche très-pernicieuse. Quelquefois même l'inoculation a été suivie de tous les symptômes d'une infection générale rapidement mortelle. Le leptothrix buccalis et les muscles putréfiés se sont montrés les plus nuisibles parmi les substances inoculées. Les métaux qui ont les effets les plus graves sont ceux qui sont susceptibles de s'oxyder.

Ce sont probablement les résultats de ces expériences qui ont conduit quelques chirurgiens à employer à la suite de l'opération de la cataracte le pansement antiseptique de Lister. L'expérience ultérieure décidera de l'utilité de cette méthode qui a été adoptée, entre autres chirurgiens, par Schiess-Genussens (1).

On sait que la variole se complique souvent de kératites purulentes qui sont une des causes les plus fréquentes de la cécité. Cette suppuration se produit de deux manières différentes : tantôt elle est due à des pustules qui apparaissent sur la cornée pendant la période d'éruption ; d'autres fois la conjonctive et la cornée entrent en suppuration pendant la période de dessication des pustules. Dans ce dernier cas la purulence semble dépendre de la dyscrasie consécutive à la variole.

Avant de passer à l'étude si importante du traitement des abcès de la cornée, nous devons encore signaler cette variété de kératite purulente qui a été décrite par Roser sous le nom d'*hypopyon keratitis*, et que Sämisch appelle *ulcus*

____

(1) *Archiv für Ophthalm.*; t. XXI, 1875.

corneæ serpens (1). Voici, d'après ce dernier auteur, quels sont les caractères principaux de cette affection :

L'ulcère rongeant a une forme arrondie, occupe ordinairement le centre, ou tout au moins les parties voisines du centre de la cornée. Il est constamment précédé par une infiltration purulente qui occupe une partie seulement du disque cornéal, et qui se présente sous la forme d'une demilune. La maladie est surtout caractérisée par la marche progressive de l'ulcération, qui gagne constamment en surface et en profondeur. Cette progression n'a lieu que dans un seul sens, toujours du côté du bord sémi-lunaire infiltré de pus. Bientôt l'ulcère a pris la forme d'un entonnoir, et l'on a à redouter des complications graves, telles qu'une perforation de la cornée, un staphylôme, etc. L'ulcère rongeant est très-fréquemment (60 fois sur 100) accompagné d'un hypopyon considérable. Il est toujours compliqué d'iritis; mais il est rare que l'inflammation se propage aux procès ciliaires ou à la choroïde.

Les accidents subjectifs, photophobie et douleurs ciliaires ont une intensité très-variable dans l'ulcus serpens. Au début surtout, celles-ci sont très-peu marquées. Quant à l'étiologie, la plus grande part dans le développement de cette affection paraît devoir être attribuée aux traumatismes de la cornée et à la blennorrhée du sac lacrymal.

Arlt (2) pense que l'hypopyon keratitis de Roser et l'ulcus serpens de Sämisch ne sont pas autre chose que l'affection connue sous le nom d'*abcès de la cornée*. Pagenstecher (3)

(1) Sämisch, *Das Ulcus corneæ serpens und seine Therapie*, Bonn, 1870.

(2) Arlt, *loc. cit.*, p. 205.

(3) Pagenstecher, *Klinische Monatsblätter für Augenheilkunde*, p. 201 à 207. 1870.

rejette cette opinion, et se déclare partisan des idées de Sämisch, qui fait de l'ulcus serpens une affection spéciale, ainsi que du mode de traitement qu'il préconise et que nous exposerons plus loin. Il déclare du reste que la plupart des malades guérissent avec un leucome de l'étendue de l'ulcération préexistante. L'opacité serait un peu plus marquée sur la ligne de l'incision.

Nieden (1), de Bonn, accepte également les idées et la pratique de Sämisch. Sur une statistique comprenant neuf mille malades, il a constaté que la fréquence de cette affection était de 1 p. 100. Si on les compare aux autres affections inflammatoires ou torpides de la cornée, la proportion est de un cas sur huit ou neuf. L'âge a une assez grande importance dans l'étiologie de l'ulcus serpens, qui se rencontrerait surtout de 50 à 70 ans. Dans trente-huit cas sur cent, l'affection fut déterminée par des blessures ou par des corps étrangers de la conjonctive, et dans trente cas sur cent par des affections des voies lacrymales. L'hypopyon existait quatre-vingt-quatre fois sur cent.

Traitement. — La variété *sthénique* de la kératite purulente avec photophobie et douleurs ciliaires intenses sera combattue par l'application de sangsues ou de ventouses Heurteloup à la tempe. En même temps on prescrira le calomel à l'intérieur et les frictions mercurielles au front et aux tempes. On devra user de ces moyens avec modération, et se rappeler que les forces du malade demandent les plus grands ménagements. Nous avons dit que l'iritis accompagnait presque toujours les suppurations de la cornée. Aussi il est indispensable d'instiller fréquemment de l'atropine

(1) Nieden, *Archiv für Augen und Ohrenheilkunde*, t. II, p. 121-123.

pour combattre cette complication. Contre les douleurs péri-orbitaires intenses on aura recours aux injections hypodermiques de morphine. Si ce moyen est insuffisant, on pratiquera la paracentèse de la chambre antérieure, en se conformant aux règles que nous indiquons plus loin.

Dans la variété *asthénique* de la maladie, alors que l'abcès est indolent, que l'ulcération montre la plus grande tendance à s'étendre, et se complique de plus d'épanchement de pus dans la chambre antérieure, on emploiera les compresses chaudes. Nous avons insisté plus haut (voy. p. 79) sur le mode d'emploi de ce moyen de traitement.

Mais il est des cas où une intervention chirurgicale dirigée contre l'abcès lui-même, dans le but d'arrêter sa marche envahissante, est indiquée. Tout le monde est d'avis qu'il faut opérer lorsque l'abcès est considérable, lorsqu'au lieu de se limiter il s'étend de plus en plus et se complique d'un hypopyon abondant; mais on diffère au sujet du mode d'intervention. Walhter, Weber et Arlt se contentent généralement d'inciser la paroi antérieure de l'abcès, tandis que Sämisch, Nieden, etc., conseillent d'ouvrir la chambre antérieure elle-même; ils n'hésitent pas à recourir plusieurs fois à cette opération s'il y a lieu.

Le procédé dit de Sämisch consiste à inciser l'ulcération dans toute sa longueur, et à conserver la plaie ouverte jusqu'au commencement de la cicatrisation. Sämisch pratique cette opération avec un couteau de de Graefe. Le tranchant de l'instrument ayant été tourné en avant, il en plonge la pointe dans la chambre antérieure à un millimètre d'une des extrémités de l'ulcère, et la fait ressortir au delà de l'autre extrémité dans le tissu sain de la cornée. Il suffit alors de tirer à soi pour sectionner l'ulcère dans toute sa longueur. Le malade reste couché, l'œil recouvert d'un bandeau. Une heure après on commence les instillations d'atropine. Dans la plupart des cas la marche envahissante de l'ulcération s'arrête après cette opération. Plus rarement elle persiste. Dans ce dernier cas il faut tenir la plaie béante en détachant ses lèvres agglutinées au moyen du couteau lacrymal de Weber, ou d'un stylet boutonné très-fin. Dans les premiers temps on pratique cette réouverture deux fois par jour; plus tard il suffit d'une fois dans les vingt-quatre heures. Pour justifier sa méthode Sämisch cite 34 guérisons sur 35 cas traités par lui. Son procédé aurait en outre l'avantage de faire cesser dès les premiers jours les douleurs ciliaires beaucoup plus sûrement que ne le font les injections de morphine.

Nieden, qui a adopté la même méthode, n'applique après l'opération qu'un simple bandage protecteur au lieu du bandage compressif. De plus, il fait tous les jours la réouverture de la plaie jusqu'à la réparation de l'ulcère. Le nombre de ces réouvertures a varié suivant les cas de une à vingt; en moyenne il a été de six à sept. Nieden se félicite dans son travail des résultats que lui a donnés ce moyen de traitement, résultats qui sont bien supérieurs à ceux qu'on a obtenus à la clinique de Zurich par l'iridectomie.

Il est incontestable que la méthode de Sämisch remplit deux indications importantes : d'abord, elle donne issue au pus infiltré dans les lames de la cornée et à celui qui est contenu dans la chambre antérieure ; de plus, elle modifie avantageusement la circulation intra-oculaire en ramenant à son état normal la tension de l'œil qui est généralement exagérée,

Toutefois il y a lieu de se demander si cet abaissement de la tension oculaire est chose utile et désirable lorsque, comme cela se voit dans quelques cas, l'altération de la cornée est compliquée d'hypotonie avec mollesse et flaccidité anormale de l'œil. C'est là une question que du reste nous ne ferons que poser, et qui n'a pas encore été étudiée.

De plus, il arrive parfois que l'ulcère siégeant à la partie supérieure de la cornée, l'incision qui le traverse ne peut permettre d'évacuer le pus contenu dans la chambre antérieure. On sait que ce pus est quelquefois si épais, qu'on ne peut l'extraire qu'en allant le saisir avec une pince à mors plats. En pareil cas, nous avons toujours obtenu de meilleurs résultats en pratiquant une large incision périphérique à la partie la plus déclive de la cornée. Cette incision, outre qu'elle permet l'évacuation facile du pus contenu dans la chambre antérieure, suffit à arrêter la marche envahissante de l'abcès ulcéreux de la cornée.

Tout récemment nous avons soigné dans notre service de l'hôpital Lariboisière un malade atteint *d'ulcus serpens* sur lequel on avait pratiqué en ville sans aucun succès l'opération de Sämisch. Nous lui avons fait l'incision périphérique de la cornée ; elle nous a permis d'évacuer facilement le pus contenu dans la chambre antérieure, et peu de jours après la cornée se cicatrisait.

Il va sans dire qu'à la suite de cette opération il serait tout aussi facile de pratiquer la réouverture de la plaie que si l'incision avait été faite au milieu même de l'ulcération cornéale. L'expérience si vaste de Sperino vient à l'appui de cette pratique.

Il est un certain nombre de cas dans lesquels il est indi-

qué d'attendre avant de pratiquer l'incision de la cornée.
On doit s'abstenir lorsque l'abcès est peu considérable, qu'il
ne montre pas une tendance très-grande à s'étendre rapidement ; lorsque les douleurs ciliaires qu'il détermine sont
efficacement combattues par les autres moyens antiaglési-
ques ; enfin lorsqu'il n'y a pas d'accidents glaucomateux, et
que l'hypopyon qui l'accompagne ne dépasse pas le quart
inférieur de la cornée. En pareil cas, l'application des compresses chaudes ou de cataplasmes de fécule sur l'œil constitue un moyen de traitement excellent qui permet le plus
souvent au pus de se résorber et à la lésion cornéale d'entrer en résolution et de se réparer.

Arlt attache une grande importance à l'emploi méthodique
du bandage compressif auquel il reconnaît un double avantage : d'abord, il immobilise l'œil et empêche le frottement
des paupières ; de plus, il facilite la résorption du pus de
l'abcès cornéal. Il nous paraît en outre opposer un obstacle
efficace à la formation d'un staphylôme ou d'une hernie de
l'iris en cas de perforation commençante. Nous avons souvent employé cette méthode : elle nous a donné des résultats
encore meilleurs lorsque nous avons eu recours en même
temps à l'application de la chaleur humide.

Nous venons d'exposer les moyens de traitement employés contre les abcès de la cornée et les accidents qu'ils
provoquent. Il ne faut pas négliger les inflammations muco-
purulentes de la conjonctive et des voies lacrymales qui,
ainsi que nous l'avons dit ci-dessus, sont une cause fréquente
de suppuration de la cornée. On s'efforcera de rétablir la
perméabilité des voies lacrymales par les moyens habituels.
Quant à la phlegmasie conjonctivale elle sera combattue par

les divers agents modificateurs, les collyres, et même par
les scarifications lorsqu'il y aura du chémosis. Toutefois
il faut avoir soin, lorsque l'ulcération de la cornée est assez
étendue, de ne pas se servir de substances trop irritantes, et
surtout d'éviter les préparations chimiques d'argent ou de
plomb. Celles-ci se décomposent et laissent après elles un
précipité métallique qui s'incruste dans le tissu cornéen
ulcéré, et peut devenir plus tard la cause de taches indé-
lébiles. Nous devons dire cependant que ces molécules métalliques nous paraissent entrer pour peu de chose dans la
formation des taches, et qu'on s'est un peu exagéré leur importance.

A ce traitement local de la kératite purulente doit s'ajouter un traitement général ayant pour but de relever les forces
habituellement défaillantes des malades qui en sont atteints.
En premier lieu il faut s'abstenir d'insister sur la médication
franchement antiphlogistique et débilitante. Celle-ci ne nous
paraît applicable que dans les cas où l'on a affaire à des individus encore jeunes et vigoureux, chez lesquels l'abcès cornéal reconnaît une cause purement mécanique.

On aura recours aux préparations de quinquina, et en particulier au sulfate de quinine, lorsque les névralgies ciliaires
prendront la forme intermittente ou rémittente.

L'insomnie, si elle existe, sera combattue par les préparations opiacées, ou par le chloral administré en potion. On
prescrira contre la constipation de simples laxatifs, et de
préférence le calomel, à cause de son action résolutive sur
la cornée.

Une hygiène excellente est de rigueur lorsqu'on a à traiter
des malades affaiblis et avancés en âge. On les engagera à

vivre à la campagne au milieu d'un air pur, et à faire entrer dans leur alimentation une forte proportion d'aliments azotés. On aura soin de ne pas les tenir trop longtemps au lit ou enfermés dans une chambre obscure.

Il va sans dire qu'à la fin du traitement on doit recommander au malade d'éviter toute fatigue de la vue et toute cause d'irritation. Leurs yeux devront être protégés par des conserves bleues ou fumées. Quant aux taches d'albugo, ou de leucome, avec synéchies antérieures et postérieures qui sont si souvent la conséquence inévitable d'une kératite purulente, elles réclament des moyens de traitement spéciaux qu'il ne nous paraît pas opportun d'exposer ici.

SEIZIÈME LEÇON

Kératite ponctuée, descéméite ou aquo-capsulite. — Symptomatologie. — Étiologie et nature de l'affection ; ses rapports avec la blennorrhagie. — Pronostic ; traitement.

Sous les dénominations de kératite ponctuée, de descéméite, d'aquo-capsulite, et aussi d'iritis séreuse, d'ophthalmie blennorrhagique sympathique ou métastatique, on a décrit une seule et même maladie inflammatoire de l'œil, qui s'attaque à la fois à l'iris et à la cornée. Sa marche est tantôt aiguë, tantôt chronique, suivant que l'une ou l'autre de ces membranes est le siége principal de la phlegmasie.

Les signes qui caractérisent cette affection peuvent être divisés en deux groupes : les uns sont dus à l'inflammation de la cornée, les autres à l'iritis. Nous nous occuperons d'abord des premiers.

En se servant de l'éclairage latéral on constate que toute la partie antérieure de la cornée est intacte. La couche profonde, ou membrane de Descemet, est seule altérée.

Les lésions dont elle est le siége prennent la forme d'une nébulosité légère formée par la réunion d'une foule de petits points d'un aspect louche parfois lactescent. Dans certains cas ce pointillé est si fin et si serré, qu'on ne peut le distinguer qu'en se servant d'une loupe.

Il occupe ordinairement la moitié inférieure de la cornée sous forme d'un triangle à base inférieure. Lorsque la maladie dure depuis quelque temps, l'aspect moucheté de la tache devient plus manifeste, et les points prenant une coloration jaunâtre ou gris foncé semblent faire saillie dans la chambre antérieure. Coccius (1) attribue cette lésion à une prolifération avec nécrobiose des cellules de l'endothélium. La couche vitreuse de la membrane de Descemet participe aussi, quoique à un degré moindre, à la phlegmasie. Toutefois, à part l'altération verruqueuse décrite par Müller (2) et Donders (3), on sait encore peu de chose sur les lésions de cette membrane. Il est probable qu'elles sont de peu d'importance si l'on en juge par la rapidité très-grande avec laquelle la cornée revient à son état normal.

A ces symptômes dus à l'inflammation de la cornée viennent s'ajouter les signes de l'iritis. La pupille est petite et irrégulière; il se forme des synéchies postérieures. La chambre antérieure, distendue par un abondant épanchement de sérosité, paraît plus profonde. L'iris est refoulé en arrière. La tension de l'œil est augmentée. Le contenu de la chambre antérieure reste plus ou moins transparent, mais ne devient jamais purulent.

Quelquefois il est fibrineux et se prend en un caillot transparent. Celui-ci occupe la moitié inférieure de la chambre antérieure, et se distingue du reste de l'humeur aqueuse par un bord supérieur convexe qu'on aperçoit nettement en se servant de l'éclairage latéral et de la loupe dite d'oculiste, ou

(1) Coccius, *Ueber Glaucom in Leipzig*, p. 23. 1859.
2) Müller, *Archiv für Ophthalm.*, t. II, p. 48.
(3) Donders, *Archiv für Ophthalm.*, p. 150.

mieux de celle de Brücke. D'après Mackensie (1), c'est surtout dans l'aquo-capsulite blennorrhagique qu'on observe cette coagulation fibrineuse. Nous l'avons constatée dans l'iritis rhumatismale non blennorrhagique. Entre autres cas de ce genre, nous nous rappelons avoir examiné avec Liebreich un malade dont plus de la moitié de la chambre antérieure était ainsi occupée par de l'humeur aqueuse coagulée.

A ces symptômes vient constammeut s'ajouter une injection périkératique et conjonctivale; mais il est très-rare qu'il y ait du chémosis ou un œdème prononcé des paupières. Les douleurs ciliaires et la photophobie se montrent également, mais à des degrés très-variables. Il en est de même de l'augmentation de la tension intra-oculaire.

Étiologie. — La blennorrhagie est très-souvent liée au développement de l'aquo-capsulite. Saint-Yves paraît avoir été le premier à appeler l'attention sur la relation qui existe entre ces deux affections. Il voyait là un fait de métastase. Swediaur, qui a vu plusieurs cas d'aquo-capsulite chez les blénnorrhagiques, prétend que les femmes ne sont pas exposées à la contracter. Abernethy qualifie cette affection d'irritative, mais ne s'explique pas sur sa nature. Mackenzie, se fondant sur les observations de Graves, de Brodie, de Lawrence et sur les siennes propres, donne une description très-détaillée de cette ophthalmie, qu'il considère comme une iritis gonorrhéique. Ricord, Vidal, Brandes, Rollet, etc., ont insisté également sur les relations de cette ophthalmie avec la blennorrhagie. Ils se sont surtout attachés à la distinguer de cette ophthalmie purulente qui

(1) Mackensie, *Traité des maladies des yeux,* traduit par Warlomont et Testelin, t. II, p. 36.

a pour cause le contact direct du pus blennorrhagique.

Nous-même, en notre qualité d'ancien élève de l'hôpital du Midi, et plus tard comme chef de service aux hôpitaux du Midi et de Lourcine, nous avons eu l'occasion d'étudier très-complétement cette affection. Pour mieux faire comprendre notre opinion sur sa nature, nous examinerons d'abord les conditions pathogéniques au milieu desquelles cette ophthalmie a l'habitude de prendre naissance.

L'aquo-capsulite qui survient chez les blennorrhagiques est rarement isolée. Elle accompagne presque toujours les autres manifestations articulaires connues sous le nom de *rhumatisme blennorrhagique*. Aussi pourrait-on à juste titre la désigner sous le nom d'*irido-kératite rhumatismale blennorrhagique*. Ce qui prouve qu'elle est bien de nature rhumatismale, c'est que les individus qui en sont atteints sont presque tous des rhumatisants. De plus, l'iritis offre ici les caractères qu'on a assignés à l'iritis rhumatismale simple non blennorrhagique.

La blennorrhagie n'en est pas moins la cause prochaine de l'aquo-capsulite ainsi que du rhumatisme articulaire qui l'accompagne, et qui du reste complique souvent seul la blennorrhagie. On connaît un certain nombre d'observations authentiques d'individus qui, à chacune de leurs blennorrhagies, ont été pris d'ophthalmie et de rhumatisme. Jamais ces accidents ne survenaient en dehors de la blennorrhagie : ce qui démontre d'une façon évidente l'influence causale de cette dernière affection.

Il ne faudrait pas croire cependant que toute espèce de blennorrhagie expose *également*, même les individus prédisposés, à contracter une aquo-capsulite. Chez la femme, la blennorrhagie se complique si rarement d'accidents oculaires et rhumatismaux, qu'on a été jusqu'à nier chez elle l'existence même de ces complications.

Pour notre part, pendant notre séjour de deux ans à l'hôpital de Lourcine, nous ne les avons observées qu'une seule fois. Cullerier, qui a passé de longues années à cet hôpital, n'a vu que trois fois le rhumatisme blennorrhagique chez la femme. Mais, ce qui est le plus remarquable, c'est que ces complications articulaires et oculaires ne se sont produites que dans les cas où la blennorrhagie avait l'urèthre pour siége. On n'a jamais vu des blennorrhagies vaginale, utérine ou anale se compliquer de rhumatisme (1).

Chez l'homme lui-même, ces complications surviennent de préférence dans certaines variétés d'uréthrite. C'est surtout dans les cas où cette affection a déjà une certaine durée, lorsqu'elle siége dans les parties profondes de l'urèthre et qu'elle s'est déjà compliquée de cystite, de prostatite et d'orchite, qu'on court le risque de voir éclater les accidents rhumatismaux et oculaires. Ces manifestations sont du reste favorisées par un certain degré d'acuité de l'écoulement. Ainsi elles ne se produisent pas pendant une uréthrite chronique avec simple suintement. Mais si celui-ci s'exagère et devient un véritable écoulement, le rhumatisme blennorrhagique trouvera des conditions favorables pour se développer.

Les faits qui précèdent nous conduisent aux deux conclusions suivantes :

1° La seule cause du rhumatisme blennorrhagique articu-

---

(1) Rollet, *Traité des maladies vénériennes*, p. 346. 1855.

laire ou oculaire est l'uréthrite profonde avec **ou** sans cystite blennorrhagique.

2° La blennorrhagie n'agit pas comme affection spécifique, c'est-à-dire comme le ferait un virus répandu dans le sang. Son action est *locale* et réside dans l'inflammation vive de l'urèthre et du col de la vessie. Chez des individus prédisposés, l'introduction d'une simple bougie dans l'urèthre suffit, en déterminant l'inflammation de ce canal, à provoquer l'apparition d'accidents rhumatismaux.

Tout se résume donc à savoir quelle relation il y a entre l'inflammation de la partie profonde de l'urèthre, et l'inflammation dite sympathique des jointures et de l'œil. C'est là une question bien difficile à résoudre, et à laquelle nous ne pouvons répondre que par des hypothèses.

Nous croyons qu'on peut faire intervenir ici un fait bien connu en uropathie, à savoir le retentissement morbide des lésions vésicales sur le rein. Ce retentissement aurait pour effet de diminuer l'excrétion de l'urée et de l'acide urique. L'excès de ces produits accumulés dans le sang suffirait à provoquer l'inflammation des synoviales articulaires, de l'iris et de la cornée. Ce n'est là qu'une hypothèse; mais elle deviendrait très-plausible s'il était démontré que chez les individus atteints d'irido-kératite et de synovite blennorrhagique l'urine contient une quantité moindre de principes azotés, tandis que le sang en est plus richement pourvu que normalement.

S'il en était ainsi, un lien plus étroit serait établi entre l'irido-kératite blennorrhagique, l'iritis rhumatismale et l'iritis goutteuse, qui constitueraient trois modalités d'un même processus morbide.

D'après Mackensie, les malades chez lesquels on observe les complications rhumatismales et oculaires de la gonorrhée sont en général des jeunes gens d'une constitution scrofuleuse, qui mènent une vie fatigante et s'exposent constamment à l'action du froid. L'affection est presque toujours monoculaire. Dans certains cas elle atteint plusieurs fois le même œil, ou bien lorsqu'un œil est guéri, l'autre se prend à son tour; mais il est rare que les deux yeux soient atteints en même temps.

Des causes autres que la blennorrhagie peuvent provoquer l'aquo-capsulite. Ce sont, d'après Mackensie, l'excès d'exercice des yeux, la suppression de la transpiration, l'exposition au froid, de légers coups sur l'œil, et enfin l'irritation résultant d'une dent cariée. Il cite même un fait personnel, dans lequel la maladie oculaire disparut rapidement après l'extraction de la dent.

Le *pronostic* est généralement favorable malgré l'intensité quelquefois très-grande des accidents inflammatoires. Dans tous les cas où la maladie a été bien traitée et prise à temps, elle a disparu sans laisser aucune trace, sauf peut-être quelques synéchies iriennes.

Traitement. — On combattra avec succès les accidents inflammatoires au moyen des instillations d'atropine, des frictions mercurielles périorbitaires, de l'iodure de potassium à l'intérieur, et du bandage compressif. Si les douleurs sont très-vives : saignée locale à la tempe, sulfate de quinine à l'intérieur; si ces moyens ne suffisent pas, on aura recours aux injections hypodermiques de morphine. Wardrop dit avoir obtenu de très-bons effets de la paracentèse de la chambre antérieure. Combattre le mauvais état général par les analeptiques et les reconstituants, le séjour à la campagne, etc. Chez les sujets lymphatiques on aura recours, en outre des moyens locaux énumérés ci-dessus, aux médicaments antiscrofuleux, tels que l'huile de foie de morue, le sirop d'iodure de fer, le sirop antiscorbutique, etc. L'iodure de potassium est aussi très-indiqué en pareil cas.

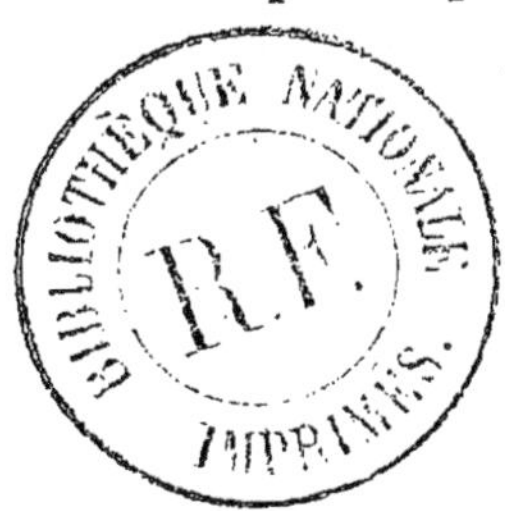

FIN.

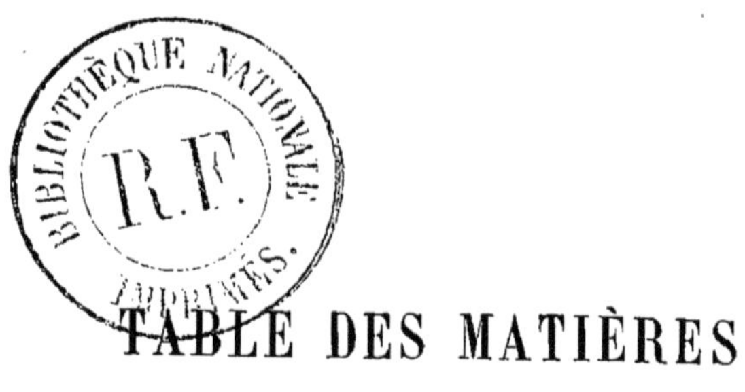

TABLE DES MATIÈRES

FIN DE LA TABLE DES MATIÈRES.

PARIS. — IMPRIMERIE DE E. MARTINET, RUE MIGNON, 2

www.ingramcontent.com/pod-product-compliance
Ingram Content Group UK Ltd.
Pitfield, Milton Keynes, MK11 3LW, UK
UKHW021930070726
13614UKWH00001B/351